心身疾病

医案精要

秦竹　张胜　主编

全国百佳图书出版单位
中国中医药出版社
·北京·

图书在版编目（CIP）数据

心身疾病医案精要 / 秦竹，张胜主编 . -- 北京 ：
中国中医药出版社，2025.3.

ISBN 978-7-5132-9310-5

Ⅰ. R277.799.2

中国国家版本馆 CIP 数据核字第 2025M71Z97 号

中国中医药出版社出版

北京经济技术开发区科创十三街 31 号院二区 8 号楼
邮政编码　100176
传真　010-64405721
北京盛通印刷股份有限公司印刷
各地新华书店经销

开本 880×1230　1/32　印张 8.25　字数 198 千字
2025 年 3 月第 1 版　2025 年 3 月第 1 次印刷
书号　ISBN 978 – 7 – 5132 – 9310 – 5

定价　49.00 元
网址　www.cptcm.com

服 务 热 线　010-64405510
购 书 热 线　010-89535836
维 权 打 假　010-64405753

微信服务号　zgzyycbs
微商城网址　https://kdt.im/LIdUGr
官 方 微 博　http://e.weibo.com/cptcm
天猫旗舰店网址　https://zgzyycbs.tmall.com

如有印装质量问题请与本社出版部联系（010-64405510）

心身疾病医案精要

编委会

主　编：秦　竹　张　胜

副主编：马凤丽　熊洪艳　吴施国　潘立文　王　臻

编　委：倪宏敏　薛　艳　王　娟　洪　苹　李　瑞

　　　　余　娇　代琼花　李彦琏　路家勤　辛　蕊

　　　　李思琦　孔维娜　柳晓峰　石荣宗　阮圣翔

　　　　谢海涛　虎娅敏　倪安琪　冯泽辉　何　燕

　　　　吴礼龙　赵　旖　朱　景　李　礼　洪　峰

　　　　田　欣　李金仙　赵荣娟　张紫清　温　心

随着现代生活节奏日益加快，人们工作与生活压力日渐增大，由于心理问题引起的疾病或是健康问题显得日益突出，尤其是各种慢性病或免疫类疾病等。本书立足于这一出发点，结合临床实际，从中医临床常见病种的常见诊疗案例中，精选心身相关疾病案例数百则，按病种分类，重点突出辨证诊治，并通过按语点评，详析案例中疾病的缘起与演变、诊断与治疗等内容，以期为读者提供鲜活完整的心身疾病诊疗案例，以资参考。本书可供中医临床各级医师阅读参考。

　　随着我国社会经济和文化的飞速发展,人们的工作节奏持续加快,生存压力与日俱增,心身疾病的发病率逐年升高。过去严重威胁人类健康的传染病、营养不良性疾病等已逐步得到控制,取而代之的是由心理、社会、文化背景等导致的过度紧张与适应不良性疾病。联合国世界卫生组织的专家曾经预言:"从现在起到21世纪中叶,没有任何一种灾难能像心理危机那样带给人们持续而深刻的痛苦!"

　　为响应国家战略,助力健康中国,我们紧紧围绕习近平总书记在全国卫生与健康大会上指出的加大心理健康问题的基础性研究、规范发展心理治疗和心理咨询等心理健康服务,以及教育部等十七部门《全面加强和改进新时代学生心理健康工作专项行动计划(2023—2025年)》的指导方针,拟出版一部既保留中医特色,又融入现代心理治疗的综合性心身疾病医案专著。

　　心身疾病是与心理、社会因素有密切相关性的躯体性疾病的总称,是介于躯体疾病和神经症及心理异常之间的一大类疾病。严格意义上讲,心身疾病有狭义和广义之分。狭义的心身疾病指心理–社会因素等在其发病、发展过程中起重要作用的躯体/器质性疾病。广义的心身疾病指心理–社会因素在疾病或病症发生、发展过程中起助推作用的躯体/器质性疾病和躯体功能性障碍。

我国是世界医学心理学思想的发源地之一，中医心理学不仅有博大精深的理论基础，而且具有独特而丰富的、行之有效的治疗手段和方法。早在 2000 多年前成书的《黄帝内经》中，医学心理学的思想内容便占有相当大的比重，且现代西方医学心理学所涉及的主要内容在《黄帝内经》中也有精辟论述。历代医家如华佗、张仲景、孙思邈、张子和、张景岳等，都对中医心理学的发展和完善起到了积极的推动作用。随着世界各国对中国传统文化兴趣的不断提高，世界各国医学界人士对中医心身医学给予了高度的评价。

本书从中医常见疾病的案例入手，经过近 5 年的临床收集，详细整理了包括处方用药、组方分析、心理治疗等内容的医案百余则。书中内容按临床科属共分 6 大部分，包括内科、妇产科、皮肤科、儿科、五官科和口腔科心身疾病，以及其他心身疾病案例。本书不仅可以作为中医药院校本专科学生、研究生学习心身医学课程的教材，也可以作为中西医临床各科从业人员治疗心身疾病的参考用书。

参加本著作编写的老师们均为高校长期从事心身医学科研及临床一线工作的专家学者。书中若有不足之处，恳请同人及学习者提出宝贵意见，以便我们不断改进，日臻完善。

秦竹　张胜

乙巳年戊寅月

目 录

第一章

内科心身疾病

第一节　消化系统心身疾病

一、肠易激综合征

案例一

陈某；　性别:女；　年龄:35 岁；　职业:公务员

【主诉】 大便泄泻,日 7 次以上,2 年余。

【现病史】 情绪焦虑,35 岁未婚,无男朋友,工作压力大,一人独居,养小狗解闷,耳鸣,少寐多梦,烦躁易怒,形体消瘦,大便溏泄,手指发抖,容易紧张,尿频尿急。

【婚育史】 未婚。

【体征】 舌淡苔白,脉细无力。

【西医相关检查】 未见明显异常。

【诊断】 腹泻(肠易激综合征)。

【辨证施治】

1. 辨证分型　肝郁气滞,脾虚湿盛。

2. 治疗原则　健脾祛湿,疏肝止泻。

3. 处方　真人养脏汤合四逆散加减。

大枣 15g,酸枣仁 15g,合欢皮 15g,炒谷芽 30g,炒麦芽 30g,木香 15g,党参 20g,肉豆蔻 15g,陈皮 15g,法半夏 15g,薏苡仁 30g,苍术 15g,白术 15g,续断 15g,菟丝子 20g,熟地黄 20g,杜仲 15g,山茱萸 15g,山药 15g,桑寄生 15g,炒柴胡 20g,香附 15g,诃子 15g,桂枝 15g,甘草 6g。

每剂 2 日,每日 3 次,每次 150mL,水煎服。

【心理疗法】①认知疗法;②支持疗法。

【西药治疗】无。

【按语】肠易激综合征是一种以腹痛伴排便习惯改变为特征而无器质性病变的功能性肠病。精神心理因素与肠易激综合征之间关系密切,患者常有焦虑、紧张、抑郁等心理异常,同时精神心理应激也可诱发或加重肠易激综合征的症状。

本例肠易激综合征属于中医"泄泻"的范畴。泄泻的病变部位主要在脾胃,其主要病理因素为湿,发病的关键在于脾虚湿盛。然脾虚则内湿由生,湿盛则脾阳被遏。正如《罗氏会约医镜》谓:"泻由脾湿,湿由脾虚。"患者因忧思恼怒,木郁不达,肝气横逆乘脾,土虚木贼,脾胃受制,运化失常,而成泄泻。《景岳全书》曰:"凡遇怒气便作泄泻者,必先以怒时夹食,致伤脾胃,故但有所犯,即随触而发,此肝脾二脏之病也。盖以肝木克土,脾气受而然。"久泻伤正,以致脾胃虚寒,中阳不健,运化无权,清气下陷,水谷糟粕混杂而下,加重泄泻。《景岳全书》谓:"脾胃受伤,则水反为湿,谷反为滞,精华之气不能输化,乃致合污下降……脾强者,滞去即愈……脾虚者,因虚所以易泻,因泻所以愈虚。盖关门不固,则气随泻去,气去则阳衰,阳衰则寒从中生,固不必外受风寒而始谓之寒也。"故治当健脾祛湿,疏肝止泻。真人养脏汤中诃子、肉豆蔻涩肠止泻;桂枝助阳化气;党参、白术、甘草补气健脾;木香调气醒脾,使全方涩补不滞。四逆散中柴胡疏肝解郁,条达肝气。方中加香附以增疏肝解郁之力;酸枣仁、合欢皮宁心安神;熟地黄滋阴补血;苍术辛香苦温,燥湿健脾,使湿去则脾运有权,脾健则湿邪得化;陈皮、半夏理气和胃,燥湿醒脾;炒谷麦芽和胃安中;大枣健脾和胃;薏苡仁渗湿健脾;菟丝子、杜仲、续断、桑寄生、熟地黄、山茱萸、山药补益肝肾,山药亦能健脾止泻。诸药合用,使肝郁得疏,脾肾得补,湿浊得化,同时配合心理疗法,故而收效。

案例二

袁某; 性别:男; 年龄:47岁; 职业:乡镇干部

【主诉】腹痛腹泻2年。

【现病史】患者腹部压痛,双小腿酸痛,两侧后大腿疼痛;伴少寐多梦,眠浅易惊,大便溏泄,急躁易怒,两侧背部、前臂疼痛,偶有手麻,两侧胁肋部疼痛,神疲乏力,食后腹胀,小便可。

【婚育史】育有一女。

【体征】舌淡苔白,脉沉无力。

【西医相关检查】未见明显异常。

【诊断】(腹痛)肠易激综合征。

【辨证施治】

1. 辨证分型 肝脾不和,中焦虚寒。

2. 治疗原则 调和肝脾,温中散寒。

3. 处方 柴胡疏肝散合痛泻要方、理中丸加减。

炒柴胡15g,香附15g,白术15g,木香15g,续断12g,陈皮15g,苍术20g,桑寄生15g,炙黄芪30g,杜仲15g,党参20,甘草6g,干姜10g,羌活15g,藿香15g,法半夏12g,丁香15g,威灵仙15g,防风15g,酒苁蓉15g,黄连5g,白薇10g,桂枝10g。

每剂2日,每日3次,每次150mL,水煎服。

【心理疗法】①认知疗法;②移精变气法。

【**西药治疗**】氟哌噻吨美利曲辛(黛力新)。

【**按语**】本例肠易激综合征属于中医"泄泻"的范畴。《医方考》曰:"泻责之脾,痛责之肝;肝责之实,脾责之虚,脾虚肝实,故令痛泻。"患者长期腹痛腹泻,乃因脾虚肝郁,肝脾失和所致,加之中焦虚寒,脾失健运,不能升清,遂致大便溏泄愈加严重;中阳不足,寒自内生,寒邪凝滞,失其温通,不通则痛,致使腹痛顽固不愈;情志不遂,肝气郁结,故急躁易怒,胁肋部疼痛。肝脾不和日久,累积于心,心神不宁,焦虑不安,则少寐多梦,眠浅易惊。治宜调和肝脾,温中散寒。处方柴胡疏肝散合痛泻要方、理中丸加减化裁。柴胡疏肝散疏肝解郁,行气止痛;痛泻要方补脾柔肝,祛湿止泻;理中丸温中祛寒,补气健脾。其中,柴胡、香附疏肝解郁;黄芪、党参、白术、甘草补气健脾;苍术、半夏、陈皮、藿香、防风、黄连燥湿止泻;干姜、丁香温中散寒;桑寄生、杜仲、续断、酒苁蓉、桂枝、羌活、威灵仙等补肝肾,强筋骨,温经通脉以止肢体筋骨疼痛。诸药合用,肝郁疏,脾运健,中阳足,则痛泻愈。

案例三

蒋某;　性别:女;　年龄:35 岁;　职业:工程师

【**主诉**】腹泻,每日 5～6 次。

【**现病史**】患者大便溏泄,每日 5~6 次,脘腹作痛,食少纳差。其子 3 岁,因患者夫妻在外地电站工作,孩子由家里老人带养,蒋某经常担心和思念孩子,加之为了工作调动,挑灯夜战复习,参加各种考试,因此焦虑不安,少寐多梦,时有呼吸困难。

【**婚育史**】已婚,育有一子。

【**体征**】舌苔白腻,脉细弦。

【西医相关检查】未见明显异常。

【诊断】泄泻（肠易激综合征）。

【辨证施治】

1. 辨证分型　肝郁气滞，脾虚湿蕴。

2. 治疗原则　健脾祛湿，疏肝止泻。

3. 处方　痛泻要方合香砂平胃散加减。

炒白术 15g，陈皮 15g，白芍 15g，党参 20g，茯苓 30g，木香 15g，砂仁 15g，焦山楂 15g，炒麦芽 30g，肉豆蔻 15g，炒苍术 15g，法半夏 12g，广藿香 15g，桂枝 15g，醋柴胡 15g，防风 15g，诃子 12g，丁香 15g，香附 15g，莲子 15g，甘草 6g。

每剂 2 日，每日 3 次，每次 150mL，水煎服。

【心理疗法】①支持疗法；②音乐疗法。

【西药治疗】无。

【按语】患者由于家庭、工作等原因导致"大便溏泄，每日 5 次以上，脘腹作痛，食少纳差"，此属中医肝郁脾虚，土虚木乘之"痛泻"范畴。《医方考》曰："泻责之脾，痛责之肝；肝责之实，脾责之虚，脾虚肝实，故令痛泻。"本病多由情志失调所致，患者因长期担心思念孩子，以致思虑伤脾，土虚木乘，脾虚则肝郁，肝脾不和，脾运失常，湿邪内停，故令大便溏泄，脘腹疼痛，食少纳差。治以健脾祛湿、疏肝止泻之法。

痛泻要方是治疗脾虚肝郁之痛泻常用方，具有健脾疏肝、祛湿止泻之功，重在调肝脾；香砂平胃散可燥湿运脾、行气和胃，重在和脾胃。《景岳全书·泄泻》曰："泄泻之本，无不由于脾胃。"方中白术益气健脾，苍术燥湿运脾，二药健脾燥湿以治脾虚，与益气健脾之党参、茯苓相伍，可加强脾胃运化之力；白芍柔肝缓急止痛，柴胡疏肝解郁,香附理气止痛,三药重在条达肝气以止痛;半夏、陈皮、藿香、肉豆蔻芳香化湿理气,降逆和胃醒脾;木香、丁香、砂仁行气和胃,温中止痛;山楂、麦芽消食和胃;诃子、莲子固肠止泻;桂枝、防风,辛能散肝郁,温能疏脾气,且有温阳化气燥湿以助止泻之功。两方相合,既可补脾胜湿而止泻、疏肝理气而止痛,又兼顾脾胃后天之本,使脾健、肝柔、胃和,泄泻自止,饮食如常。

案例四

刘某; 性别:女; 年龄:21 岁; 职业:学生

【主诉】腹泻 15 年,加重,伴情绪不佳 10 年余。

【现病史】患者自述 4~5 岁时父母离婚后出现大便次数增多,每日 3~5 次,情绪不佳时明显,于西医院检查无器质性病变,诊断为"肠易激综合征",予洛哌丁胺治疗后症状改善,停药后症状反复,迁延至今。10 年前自感上症再发加重,情绪时低落,时烦躁易怒,易激惹,未予重视。此后情绪持续低落,时有自杀倾向,少言懒动,表情淡漠,于外院诊断为"双相情感障碍",予西药治疗(具体不详)后症状稍改善,停药后易反复发作,为求中医治疗故来诊。

刻下症:腹泻,每日 3~5 次,情绪不佳时甚(每日 6~7 次),情绪时低落,时烦躁易怒,易激惹,时心悸,面部时感肌肉颤动,入睡困难,眠浅易惊醒,纳时多时少,小便调。

【婚育史】未婚。

【体征】舌淡红,苔薄白微黄,脉弦细。

【西医相关检查】未见明显异常。

【诊断】腹泻(肠易激综合征)。

【辨证施治】

1. 辨证分型　脾虚肝郁。

2. 治疗原则　健脾止泻,疏肝解郁。

3. 处方　香砂六君子汤合甘麦大枣汤加减。

木香 15g,党参 20g,茯苓 30g,薏苡仁 30g,陈皮 15g,法半夏 12g,炒苍术 20g,白术 20g,焦山楂 15g,炒谷芽 30g,炒麦芽 30g,丹参 15g,大枣 15g,炒酸枣仁 12g,制远志 15g,合欢皮 15g,炒柴胡 15g,醋香附 15g,天麻 20g,莲子 15g,当归 20g,熟地黄 15g,甘草 6g。

每剂 2 日,每日 3 次,每次 150mL,水煎服。

【心理疗法】①支持疗法;②音乐疗法。

【西药治疗】无。

【按语】患者因腹泻 15 年就诊,病程较长,属于慢性疾患,首先需排除器质性的问题,当属功能性疾病,诊断为肠易激综合征。一般认为腹泻与脾肾关系较为密切,但根据患者的病史,有明显的情志不舒所致肝郁的体征,肝郁容易导致脾虚,脾虚则运化失常,水湿下注大肠则易发生腹泻。根据病机,辨证为脾虚肝郁证,以健脾止泻、疏肝解郁之法治疗获效,但此病与情志关系密切,一旦情志不畅则易反复,因此在药物治疗的同时必须加以心理治疗。

该案选用香砂六君子汤合甘麦大枣汤加减治疗。香砂六君子汤健脾行气、除湿止泻。甘麦大枣汤为治疗脏躁之良方,功能养心益肝、补脾缓急。此病主要病因在于肝郁,方中以炒柴胡、醋香附疏肝解郁行气,加入薏苡仁、莲子、苍术,可以增强健脾除湿止泻之力;脾虚运化不及,则加入焦山楂、炒谷芽、炒麦芽健脾消积;肝郁化火扰心,加之血虚失养,神魂不宁,患者易出现失眠,寐不宁反之影响脏腑功能,故加酸枣仁、远志、合欢皮安神助眠;肝郁脾虚易致阴虚不足,加入熟地黄、当归补养心肝阴血;面部时感肌肉颤动为木郁血虚生风,加入天麻平肝息风。诸药合用,切合病机,照顾全面,且心身同治,当收良效。

二、慢性便秘

案例一

林某；　性别:女；　年龄:53 岁；　职业:自由职业

【主诉】便秘 20 年。

【现病史】大便 5～6 天 1 次,干燥,状如羊屎;焦虑不安,头晕,烦躁易怒,面部色斑,胸胁胀闷,大儿子已 31 岁,尚没有工作。平素口干口苦,口气臭秽,兴趣减退。

【婚育史】已婚,育有二子。

【体征】舌红少苔,脉细弦。

【西医相关检查】未见明显异常。

【诊断】便秘。

【辨证施治】

1. **辨证分型**　肠燥津亏,肝气不疏。

2. **治疗原则**　增液滋阴,疏肝理气。

3. **处方**　麻子仁丸合增液承气汤、四逆散加减。

女贞子 15g,酒萸肉 15g,熟地黄 15g,麦冬 15g,枸杞子 15g,墨旱莲 15g,泽泻 10g,牡丹皮 15g,知母 15g,山药 15g,炒麦芽 30g,炒稻芽 30g,枳实 10g,白芷 10g,大黄 5g,苦杏仁 10g,桃仁 8g,柏子仁 15g,川芎 15g,当归 20g,肉豆蔻 15g,柴胡 20g,香附 15g。

每剂 2 日,每日 3 次,每次 150mL,水煎服。

【心理疗法】①音乐疗法；②认知疗法。

【西药治疗】氟哌噻吨美利曲辛（黛力新）。

【按语】慢性便秘是一种常见的消化系统疾病，主要表现为排便次数减少、排便困难、粪便干硬等。患者每周排便少于 3 次，排便费力、排出困难或有排便不尽感，病程至少 6 个月。患者因情志失调，忧愁思虑，或郁怒伤肝，或久坐少动，以致气机郁滞，或木郁乘土，进而导致津液不布，肠道失润，故大便干结。因此，《金匮翼》有"气内滞而物不行"之论。气郁化火，郁火伤津，"无水舟停"，亦可致大便燥结，排出艰难。故治当增液滋阴、疏肝理气。

麻子仁丸中苦杏仁上肃肺气，下润大肠；大黄泻下热结，枳实行气导滞，以除胃肠燥热。增液承气汤中生地黄易为熟地黄，再加麦冬以滋阴增液，壮水生津，增水行舟。四逆散中柴胡疏肝解郁，条达肝气，与枳实为伍，一升一降，加强疏畅气机之功，并奏调和肝脾之效。方中加香附以增疏肝解郁之力；桃仁、柏子仁以增润肠通便之效，柏子仁亦能养心安神；知母苦寒质润，滋阴润燥，清热除烦；川芎调肝血而疏肝气；当归养血和血；女贞子、墨旱莲补养肝肾、滋阴养血；山茱萸补养肝肾，并能涩精，取"肝肾同源"之意，山药补益脾阴，亦能固肾，与滋阴补肾、填精益髓的熟地黄配合，肾肝脾三阴并补；泽泻利湿而泄肾浊，并能防熟地黄之滋腻；牡丹皮清泄虚热，并制山茱萸之温涩；肉豆蔻芳香醒脾，行气宽中；白芷疏风解痉。诸药合用，使肝郁得疏，肝肾得补，津液得充，热邪得泄，同时配合心理疗法，故而收效。

案例二

廖某； 性别：女； 年龄：33 岁； 职业：家庭主妇

【主诉】便秘4年。

【现病史】大便干结,因工作压力过大,辞职在家休养。结婚一年,有孕育要求。面部痤疮。平素易上火,烦躁易怒,行经腹痛,神疲乏力,情绪低落,少寐多梦。末次月经(LMP)2023年11月30日。

【婚育史】已婚未育。

【体征】舌红苔黄,脉细弦。

【西医相关检查】未见明显异常。

【诊断】慢性便秘。

【辨证施治】

1. 辨证分型 肝脾不和,气血瘀滞。

2. 治疗原则 疏肝解郁,理脾通便。

3. 处方 增液承气汤合四逆散加减。

炒柴胡20g,香附15g,酸枣仁15g,当归20g,赤芍15g,川芎15g,熟地黄15g,鸡血藤15g,益母草15g,阿胶12g,菟丝子15g,枸杞子15g,五味子15g,甘草6g,车前子15g,覆盆子15g,生大黄6g,玄参10g,生地黄12g,牡丹皮15g,栀子10g,炙黄芪30g,白术15g,续断15g,远志15g,莲子15g,百合15g。

每剂2日,每日3次,每次150mL,水煎服。

【心理疗法】①认知疗法;②移精变气。

【西药治疗】无。

【按语】便秘多因饮食不节、情志不畅、脾胃功能失调、气血阴阳不足、大肠传导失常等因素所致。患者因工作压力过大,情志不畅,肝郁不疏,脾气郁滞,肝脾失和;气滞不能行血,气血瘀滞;胃肠燥热,脾津不足。上述因素互为因果,导致肠道传导功能失职而出现慢性便秘,持续4年之久。胃肠燥热,腑气不通则易生面部痤疮,平素易上火;肝郁化火则烦躁易怒;气血瘀滞,不通则痛,故行经腹痛;情绪抑郁不舒,心神不安则情绪低落,少寐多梦。治宜疏肝解郁、理脾通便。处方选用增液承气汤合四逆散加减化裁。增液承气汤滋阴增液,泄热通便;四逆散透邪解郁,疏肝理脾。其中,柴胡、香附疏肝解郁;生地黄、玄参、大黄增液通便;熟地黄、当归、阿胶养血润肠;赤芍、川芎、益母草活血化瘀;酸枣仁、远志、百合安神定志。诸药合用,共奏疏肝解郁、理脾通便之功,使肠道传导恢复正常则大便调。

案例三

李某; 性别:男; 年龄:70 岁; 职业:农民

【主诉】便秘 4 年余。

【现病史】大便先干后黏滞,干如羊屎状,排便困难,需服用林大通便软胶囊后方可排便。前夜受凉后感冒,自服感冒清片后好转,现咳嗽,小便频数,大便三日未解,纳可,寐安。既往 2 型糖尿病病史 20 余年,现使用德谷门冬双胰岛素,早 15IU,晚 4IU,近期血糖控制良好。高血压病史 24 年,现服用硝苯地平控释片,每次1 片,每日 1 次。

【婚育史】已婚已育。

【体征】舌紫暗,苔白厚腻,脉弦滑。

【西医相关检查】2022 年 8 月 16 日云南省第一人民医院肠镜提示结肠黑变病。

【诊断】慢性便秘。

【辨证施治】

1. 辨证分型 肝肾亏虚,津枯肠燥。

2. 治疗原则 滋补肝肾,益气养阴,润肠通便。

3. 处方 知柏地黄丸合五仁丸加减。

知母 15g,黄柏 15g,熟地黄 15g,生地黄 15g,玄参 15g,山茱萸 15g,山药 15g,粉丹皮 15g,茯苓 30g,枸杞子 20g,厚朴 15g,肉苁蓉 15g,郁李仁 15g,火麻仁 15g,陈皮 15g,柏子仁 15g,当归 20g,甘草 6g,北沙参 15g,炒苍术 15g,白术 15g,炒谷芽 30g,炒麦芽 30g,炒黄芪 30g。

每剂 2 日,每日 3 次,每次 150mL,水煎服。

【心理疗法】 ①认知疗法;②音乐疗法。

【西药治疗】 黛力新。

【按语】 该患者年过半百,又有多年糖尿病、高血压病史,故而肝肾阴虚,津亏血少,血虚则大肠不荣,津亏则大肠干涩,肠道失于濡润,以致大便"干如羊屎状,排便困难"。《严氏济生方·大便门》曰:"《素问》云:大肠者,传导之官,变化出焉。平居之人,五脏之气贵乎平顺,阴阳二气贵乎不偏,然后津液流通,肠胃益润,则传送如经矣。摄养乖理,三焦气涩,运掉不得,于是乎壅结于肠胃之间,遂成五秘之患。"加之患者长期服用通便药、降糖药、降压药,故而伤及脾胃,脾虚不运,湿邪内阻,又可见"大便先干后黏滞"。故治疗当以滋补肝肾、益气养阴、润肠通便之法。本案选用知柏地黄丸为主方,长于滋补肝肾,降火益阴,培本清源,加玄参、生地黄、沙参、枸杞子以助滋阴生津、"增水行舟"之效;五仁丸长于润肠通便,加厚朴、当归、肉苁蓉既可温肾益精、润肠通便,又可增强行气通便之力;以黄芪、苍术、白术、甘草补气健脾,以炒谷芽、炒麦芽消食和胃,使脾胃健运,湿去气行,肠道畅通无阻。

三、功能性消化不良

案例一

陆某;性别:男;年龄:58 岁;职业:公务员

【主诉】腹部隐痛多年。

【现病史】腹部隐痛多年,伴按压痛,口干口苦,水入即吐;甚至吞咽困难,盗汗,颜面部汗多,眠差,早醒易惊,多梦,纳差。与妻子长期分居,家庭经济压力大。

【婚育史】离异。

【体征】舌淡苔白,脉弦细。

【西医相关检查】患者于 2023 年 8 月 6 日至昆明医科大学第一附属医院就诊,医院 B 超提示:①肝 58 段实性结节(血管瘤可能);②胆囊多发息肉样改变;③肝外胆管上段扩张声像;④前列腺增生症I度。

【诊断】腹痛(功能性消化不良)。

【辨证施治】

1.辨证分型　肝脾不和,中焦虚寒。

2.治疗原则　疏肝健脾,温中散寒。

3.处方　丁蔻理中丸合五苓散、四逆散加减。

茯苓 30g,肉豆蔻 15g,薏苡仁 30g,法半夏 12g,香附 15g,桂枝 15g,炙甘草 10g,白术 15g,陈皮 15g,苍术 20g,木香 15g,当归 15g,北柴胡 15g,桑寄生 15g,川芎 15g,大枣 20g,党参 20g,杜仲 15g,黄连 6g,泽泻 10g。

每剂 2 日,每日 3 次,每次 150mL,水煎服。

【**心理疗法**】①音乐疗法;②松弛疗法。

【**西药治疗**】无。

【**按语**】功能性消化不良是指由胃和十二指肠功能紊乱引起的餐后饱胀感、早饱、中上腹痛及中上腹烧灼感等症状,而无器质性疾病的一组临床综合征。本例功能性消化不良属于中医"腹痛"的范畴。患者因情志失调,恼怒伤肝,肝失疏泄,气失条达,肝郁气滞,横逆攻脾,肝脾不和,气机失畅,不通则痛,而致腹痛。《类证治裁》曰:"七情气郁,攻冲作痛。"腹痛日久,损其脾阳,中阳衰惫,气血不足,脏腑经络,失其温养,血行迟滞,不荣则痛。《诸病源候论》曰:"久腹痛,脏腑虚而有寒,客于腹内,连滞不歇,发作有时。"故治当疏肝健脾,温中散寒。丁蔻理中丸中肉豆蔻芳香醒脾,行气宽中;党参补气健脾;白术健脾燥湿;炙甘草一为合参、术以助益气健脾,二为缓急止痛,三为调和药性。五苓散中泽泻甘淡,直达肾与膀胱,利水渗湿;茯苓淡渗,增强其利水渗湿之力;《素问·灵兰秘典论》谓:"膀胱者,州都之官,津液藏焉,气化则能出矣。"膀胱的气化有赖于阳气的蒸腾,故又以桂枝温阳化气以助利水。四逆散中柴胡疏肝解郁,条达肝气,方中加香附以增疏肝解郁之力;当归、川芎养血和血,与柴胡、香附同用,补肝体而助肝用,使血和则肝和,血充则肝柔;木香行气止痛;苍术辛香苦温,燥湿健脾,使湿去则脾运有权,脾健则湿邪得化;陈皮、半夏理气和胃,燥湿醒脾;薏苡仁渗湿健脾;杜仲、桑寄生补益肝肾;黄连清泻胃热;大枣健脾和胃。诸药合用,肝郁得疏,脾阳得补,水湿得化,肝肾得充,同时配合心理疗法,故而收效。

案例二

李某;　性别:女;　年龄:36 岁;　职业:职员

【主诉】胃脘胀痛。

【现病史】纳差,食后腹胀,矢气频转,反酸灼心,严重影响睡眠,体重增加。焦虑不安,少寐多梦,早醒易惊;其孩子在学校经常出问题,家长被请到学校,与班主任关系不融洽。月经淋漓,量多有血块,乳房胀痛。

【婚育史】已婚,育有一子。

【体征】舌红苔黄,脉细弦。

【西医相关检查】2023 年 10 月 3 日 B 超提示:子宫内膜厚度0.5cm。①子宫内膜回声均匀;②子宫后壁稍低回声,性质待查(腺肌瘤);③子宫肌瘤(壁间)。

【诊断】胃痛(功能性消化不良)。

【辨证施治】

1. 辨证分型 肝郁气滞,脾胃不和。

2. 治疗原则 疏肝理气,养胃健脾。

3. 处方 六君子汤合逍遥散、四逆散加减。

熟地黄 15g,白术 15g,陈皮 15g,党参 20g,木香 15g,薏苡仁20g,山药 15g,黄芩 15g,芡实 15g,苍术 15g,炒鸡内金 15g,法半夏15g,重楼 10g,阿胶 12g,甘草 10g,莲子 15g,柴胡 15g,香附 15g,炙黄芪 20g,焦神曲 15g。

每剂 2 日,每日 3 次,每次 150mL,水煎服。

【心理疗法】①支持疗法;②移精变气法。

【西药治疗】无。

【按语】肝性喜条达而恶抑郁,患者因孩子在学校表现不佳,与孩子班主任关系不融洽,导致肝郁气滞。肝郁克伐脾土太过,导致脾虚不运、胃不受纳,出现功能性消化不良。肝脾不和日久,累积于心,心神不宁,焦虑不安则少寐多梦,早醒易惊。肝郁气滞则乳房胀痛;气滞不能行血则月经有血块;脾虚失于健运,胃气上逆则纳差、食后腹胀、矢气频转、反酸灼心。治宜疏肝理气,养胃健脾。处方选用六君子汤合逍遥散、四逆散加减化裁。六君子汤益气健脾,燥湿化痰;逍遥散疏肝解郁,养血健脾;四逆散透邪解郁,疏肝理脾。其中,柴胡辛、苦,香附辛、微苦、微甘,二药合用,疏肝解郁;党参、黄芪、白术、山药、甘草味甘,益气健脾;半夏、陈皮、木香、苍术燥湿行气、降逆止呕;鸡内金、神曲消食和胃;熟地黄、阿胶养血柔肝。正如《素问·脏气法时论》所云:"肝苦急,急食甘以缓之……脾欲缓,急食甘以缓之……肝欲散,急食辛以散之。"诸药配伍,可使肝郁得疏,脾虚得复,胃逆得降,则肝郁气滞,脾胃不和之功能性消化不良痊愈。

案例三

郭某;　　性别:女;　　年龄:34 岁;　　职业:护士

【主诉】胃脘胀痛反复发作半年余。

【现病史】生育二娃,大儿子 5 岁,小儿子 3 岁。工作压力大,老公脾气暴躁,在家经常指责孩子,夫妻长期吵架不和睦。现胃脘胀痛,大便泄泻,面色萎黄,形体消瘦,少寐多梦,早醒易惊,情绪焦虑,月经淋漓,1 个月前查出子宫内膜息肉后行宫腔镜手术。

【婚育史】已婚,育有二子。

【体征】舌红苔黄,脉细数。

【西医相关检查】未见明显异常。

【诊断】胃痛(功能性消化不良)。

【辨证施治】

1. 辨证分型 肝郁脾虚，胃气失和。

2. 治疗原则 疏肝健脾，和胃止痛。

3. 处方 柴胡疏肝散加减。

北柴胡 15g，白芍 15g，香附 15g，白术 15g，茯苓 20g，党参 20g，炙黄芪 30g，木香 15g，薏苡仁 15g，阿胶 15g，当归 20g，肉豆蔻 15g，苍术 20g，法半夏 15g，陈皮 15g，炒酸枣仁 15g，合欢皮 15g，丁香 15g，莲子 15g，菊花 8g，续断 15g，鸡内金 15g。

每剂 2 日，每日 3 次，每次 150mL，水煎服。

【心理疗法】 ①音乐疗法；②认知疗法；③气功疗法。

【西药治疗】 无。

【按语】 患者由于家庭不和睦、工作压力大等原因导致胃脘胀痛反复发作半年余，此属中医胃痛之范畴。《素问·至真要大论》曰："厥阴司天，风淫所胜，民病胃脘当心而痛。"说明胃痛与木气偏胜，肝胃失和有关。同时，脾胃的受纳运化，有赖于肝之疏泄，即"土得木而达"之意（《素问·宝命全形论》），所以二者病理上就会出现木旺克土或土虚木乘之变。患者经常忧思恼怒，情志不遂，肝失疏泄，肝郁气滞，横逆犯胃，以致胃气失和，气机阻滞，即可发为胃痛，正如《杂病源流犀烛·胃病源流》所说："胃痛，邪干胃脘病也……唯肝气相乘为尤甚，以木性暴，且正克也。"治以疏肝健脾、和胃止痛之法，以柴胡疏肝散加减治疗。方中柴胡、香附、白芍疏肝解郁，柔肝缓急止痛；黄芪、党参、白术、茯苓益气健脾，扶土抑木；丁香、木香、鸡内金理气和胃止痛；肉豆蔻、薏苡仁、苍术、半夏、陈皮理气和中，燥湿和胃；莲子、炒酸枣仁、合欢皮清心解郁安神。由于患者又有月经淋漓，1 个月前查出子宫内膜息肉后行宫腔镜手术,故加当归、阿胶养血止血,续断补肝肾以治崩漏。诸药合用,共奏疏肝理气健脾、和胃止痛安神之功。

四、慢性腹痛

案例一

向某； 性别:男； 年龄:59 岁； 职业:事业单位领导

【主诉】腹痛 3 个月。

【现病史】下腹部疼痛,以拘急挛痛为主,曾服用各类抗生素无效,喜温喜按,大便溏泄,食纳减少,形体消瘦,伴少寐多梦,早醒易惊。患者诉自己将退居二线,有一定的焦虑情绪。

【婚育史】已婚。

【体征】舌淡苔白,脉细弦。

【西医相关检查】2023 年 7 月 4 日云南省中医医院肠镜检查提示无明显异常,大便常规正常,血 CA199 在正常范围内。

【诊断】腹痛(心因性腹痛)。

【辨证施治】

1. 辨证分型 肝脾不和,中焦虚寒。

2. 治疗原则 疏肝健脾,温中补虚。

3. 处方 小建中汤合四逆散。

桂枝 15g,白芍 15g,柴胡 15g,香附 15g,苍术 20g,白术 20g,法半夏 15g,陈皮 15g,莲子 15g,合欢皮 15g,丁香 15g,木香 15g,藿香 15g,大枣 20g,生姜 10g,枳壳 10g,甘草 6g。

每剂 2 日,每日 3 次,每次 150mL,水煎服。

【心理疗法】①认知疗法;②支持疗法。

【**西药疗法**】黛力新 1 盒。

【**按语**】腹痛是临床上常见的症状,指从肋骨以下到腹股沟以上部分的疼痛。患者因情志怫郁,肝气郁滞,失于条达,克伐脾土,肝脾不和,气机失畅,不通则痛,而成腹痛。《证治汇补》谓:"暴触怒气,则两胁先痛而后入腹。"病程缠绵,损伤脾阳,化源不足,气血匮乏,失其温养,不荣则痛。《景岳全书》曰:"气血虚寒不能营养心脾者,最多心腹痛证。然必以积劳、积损及忧思不遂者,乃有此病。"故治当疏肝健脾,温中补虚。小建中汤中以辛温之桂枝,温阳气,祛寒邪;酸甘之白芍,养营阴,缓肝急,止腹痛;生姜温胃散寒;大枣补脾益气;甘草益气和中。四逆散中柴胡疏肝解郁,条达肝气,与白芍合用,助肝用而补肝体,以补养肝血,条达肝气,可使柴胡升散而无耗伤阴血之弊,为调肝的常用组合;枳壳理气解郁,泄热破结,与柴胡为伍,一升一降,加强疏畅气机之功,并奏调和肝脾之效,与白芍相配,又能理气和血,使气血调和。方中加香附以增疏肝解郁之力;丁香温中降逆,行气止痛;木香行气止痛,健脾和中;藿香芳香化湿,辟秽和中;苍术辛香苦温,燥湿健脾,使湿去则脾运有权,脾健则湿邪得化;陈皮、半夏理气和胃,燥湿醒脾;合欢皮养心安神;莲子补脾止泻,养心益智。诸药合用,肝郁得疏,脾阳得助,水湿得化,心神得安,同时配合心理疗法,故而收效。

案例二

张某; 性别:女; 年龄:51 岁; 职业:自由职业

【**主诉**】下腹疼痛 2 年,加重 1 年。

【**现病史**】疼痛剧烈,严重影响工作生活,食纳尚可,情绪低落,焦虑不安,少寐多梦,早醒易惊,经各大医院治疗无效,面部色斑,畏寒肢冷,食生冷易腹泻。

【婚育史】已婚。

【体征】舌淡苔白,脉细弦。

【西医相关检查】未见明显异常。

【诊断】腹痛。

【辨证施治】

1. **辨证分型** 肝脾不和,中焦虚寒。

2. **治疗原则** 疏肝健脾,温中补虚。

3. **处方** 小建中汤合四逆散加减。

阿胶 12g,当归 20g,川芎 15g,熟地黄 15g,鸡血藤 15g,益母草 15g,白术 15g,陈皮 15g,党参 20g,茯苓 30g,木香 15g,赤芍 15g,苍术 15g,焦山楂 20g,薏苡仁 20g,法半夏 12g,桂枝 15g,大黄 6g,菊花 10g,薄荷 8g,丁香 15g,香附 15g,藿香 15g,大枣 15g,延胡索 15g。

【心理疗法】①认知疗法;②支持疗法。

【西药治疗】黛力新 1 盒。

【按语】患者腹痛,因肝脾不和,中焦虚寒所致。中焦虚寒,阳气失于温煦,土虚木乘,则腹痛,喜温喜按。中阳不足,寒邪内生,不得温煦,则畏寒肢冷。中焦虚寒,脾失健运,则进食生冷易腹泻。肝郁脾虚,肝脾不和日久,累积于心,心神不宁,则情绪低落,焦虑不安,少寐多梦,早醒易惊。治宜疏肝健脾,温中补虚。处方选用小建中汤合四逆散加减化裁。小建中汤温中补虚,和里缓急;四逆散透邪解郁,疏肝理脾。方中香附、薄荷疏肝解郁;当归、熟地黄、阿胶养血柔肝。《成方便读》曰:"因土虚木克起见,故治法必以补脾为先。"方中以党参、白术、茯苓、大枣益气健脾;丁香、桂枝温助脾阳,辛散寒邪;丁香、桂枝与党参、白术、茯苓、大枣相伍,辛甘化阳,温中益气,令中气强健,以抵御肝木之乘。脾虚易生湿,故本方配伍苍术、半夏、茯苓、薏苡仁、藿香燥湿助脾运。再加陈皮、木香行气止痛,醒脾和胃。患者久病入络,血行不畅,不通则痛,故配伍川芎、鸡血藤、赤芍、延胡索等活血通络止痛。诸药合用,脾虚得复,肝郁得疏,寒邪得散,气血流通,则慢性腹痛得愈。

五、消化性溃疡

案例

倪某; 性别:女; 年龄:25 岁; 职业:无业

【主诉】胃脘不适 2 个月。

【现病史】餐后胃脘胀痛,反酸烧心,嗳气,情绪低落,哭泣难以控制,焦虑不安,少寐多梦,早醒易惊,丈夫精液检查异常,求助辅助生殖技术一次失败,备孕头胎,3 个月未果。

【婚育史】已婚未孕。

【体征】舌淡苔白,脉滑。

【西医相关检查】2022 年 8 月 9 日云南省第二人民医院胃镜示十二指肠球部溃疡。

【诊断】胃痛(消化性溃疡)。

【辨证施治】

1. **辨证分型** 肝郁脾虚,心血不足。

2. **治疗原则** 疏肝解郁,健脾养心。

3. **处方** 逍遥散合香砂平胃散加减。

　　焦山楂 15g,木香 15g,党参 20g,陈皮 15g,法半夏 15g,薏苡仁 20g,麸炒苍术 20g,当归 15g,赤芍 15g,川芎 15g,熟地黄 15g,鸡血藤 15g,白术 15g,桂枝 15g,丁香 15g,醋柴胡 20g,醋香附 20g,天麻 15g,百合 15g,续断 15g,菟丝子 15g,盐车前子 15g,枸杞子 15g,炒鸡内金 15g。

　　每剂 2 日,每日 3 次,每次 150mL,水煎服。

　　【心理疗法】①家庭疗法;②认知疗法。

　　【西药治疗】黛力新。

　　【按语】消化性溃疡是指胃肠黏膜发生的炎性缺损,通常与胃液的胃酸和消化作用有关,病变穿透黏膜肌层或达更深层次,常发生于胃、十二指肠。本例消化性溃疡属于中医"胃痛""吐酸"的范畴。肝属木,为刚脏,性喜条达而主疏泄;胃属土,为多气多血之腑,喜濡润而主受纳。肝胃之间,木土相乘,故肝气郁结,易于横逆犯胃,以致气机痞阻,发为胃痛。故《医学正传》有"木气被郁,发则太过,故民病有土败木贼之候"之说。患者因情志失调,郁怒伤肝,肝失疏泄,气失条达,肝气郁结,横逆犯胃,气机阻滞,不通则痛,而致胃痛。肝郁日久化火,郁火乘胃,肝胃郁热,可致胃脘灼热而痛,其病势缠绵难愈。《增评柳选四家医案》谓:"肝胃气痛,痛久则气血瘀凝。"忧思伤脾,脾弱肝旺,木贼土虚,胃腑受克,故脘痛而胀;思则气结,胃气不得宣通,故郁而作痛。而吐酸的发生,与肝气的郁结最为密切,亦与胃气之不和有关。脾胃受损,生化乏源,血不养心。故治当疏肝解郁,健脾养心。逍遥散中柴胡疏肝解郁,条达肝气;加香附以增疏肝解郁之力;当归、川芎、赤芍、鸡血藤养血和血,与柴胡、香附同用,补肝体而助肝用,使血和则肝和,血充则肝柔。香砂平胃散中苍术辛香苦温,燥湿健脾,使湿去则脾运有权,脾健则湿邪得化;陈皮理气和胃,燥湿醒脾;木香、香附行气止痛。方中加薏苡仁渗湿健脾;党参、白术益气健脾;山楂、鸡内金消食和胃;百合、枸杞子滋阴养心;丁香温中降逆,行气止痛;桂枝温经散寒,助阳化气;续断、菟丝子补益肝肾;车前子利水渗湿;天麻息风平肝。诸药合用,肝郁得疏,心脾得养,水湿得化,同时配合心理疗法,故而收效。

六、胃食管反流病

案例

蒋某; 性别:女; 年龄:60岁; 职业:退休

【**主诉**】反酸、烧心、嗳气。

【**现病史**】反酸、烧心、嗳气,情绪焦虑,烦躁不安,丈夫3年前因胃癌过世,母亲86岁孤独一人,老人一直由患者照顾,患者严重脑鸣,入睡困难,少寐多梦,头痛怔忡,口干口苦,脘腹胀痛,大便干结,手指关节疼痛。甲状腺癌术后。

【**婚育史**】丧偶。

【**体征**】舌红苔黄腻,脉弦数。

【**西医相关检查**】未见明显异常。

【**诊断**】反酸、烧心、嗳气(胃食管反流病)。

【**辨证施治**】

1. **辨证分型**　肝胃不和,湿热内蕴。

2. **治疗原则**　调和肝胃,清利湿热。

3. **处方**　六君子汤合龙胆泻肝汤、逍遥散加减。

法半夏12g,苍术15g,炒谷芽、炒麦芽各30g,焦山楂15g,党参 20g,白术 15g,藿香 15g,桂枝 15g,川芎 15g,炙黄芪 30g,龙胆 15g,炒酸枣仁 15g,莲子 15g,合欢皮 15g,炒神曲 15g,甘草 6g,淡竹叶 10g,当归 15g,连翘 15g,柴胡 20g,香附 15g,枸杞子 15g,鸡内金 15g,吴茱萸 10g,黄连 6g,续断 15g,菟丝子 15g。

每剂 2 日,每日 3 次,每次 150mL,水煎服。

【心理疗法】①支持疗法;②移精变气法。

【西药治疗】无。

【按语】胃食管反流病是一种由胃十二指肠内容物反流入食管引起不适症状和(或)并发症的疾病。反流和烧心是最常见的症状。本例胃食管反流病属于中医"吐酸"的范畴。患者因情志怫郁,气失条达,肝气不畅,郁而化热,横逆犯胃,胃失和降,胃气上逆,而致吐酸。《证治汇补》说:"大凡积滞中焦,久郁成热,则木从火化,因而作酸者,酸之热也。"吐酸的发生,与肝气的郁结最为密切,亦与胃气之不和有关,《四明心法》曰:"凡是吞酸,尽属肝木曲直作酸也……盖寒则阳气不舒,气不舒则郁而为热,热则酸矣,然亦有不因寒而酸者,尽是水气郁甚,需蒸湿土而成也,或吞酸或吐酸也。然又有饮食太过,胃脘填塞,脾气不运而酸者,是怫郁之极,湿热蒸变,如酒缸太热则酸也。然总是木气所致。"故治当调和肝胃,清利湿热。六君子汤中半夏和胃降逆,燥湿醒脾;党参、白术、甘草益气健脾。龙胆泻肝汤中龙胆清利肝经湿热。逍遥散中柴胡疏肝解郁,条达肝气,加香附以增其疏肝解郁之力;当归、川芎养血和血,与柴胡、香附同用,补肝体而助肝用,使血和则肝和,血充则肝柔。方中加苍术辛香苦温,燥湿健脾,使湿去则脾运有权,脾健则湿邪得化;黄芪益气健脾;焦山楂、炒神曲、炒谷芽、炒麦芽、鸡内金消食和胃;酸枣仁、合欢皮、莲子养心安神益智;黄连清泻肝火,使肝火得清,自不横逆犯胃,亦善清泻胃热,胃火降则其气自和;连翘清热解毒;桂枝温经散寒,助阳化气;续断、菟丝子、枸杞子补益肝肾。吴茱萸,一者疏肝解郁,使肝气条达,郁结得开;一者反佐以制黄连之寒,使泻火而无凉遏之弊;一者取其下气之用,以和胃降逆;一者可引领黄连入肝经;竹叶清热利水。诸药合用,肝郁得疏,胃气得降,湿热得以清利,同时配合心理疗法,故而收效。

第二节 心血管系统心身疾病

一、冠状动脉粥样硬化性心脏病

案例

王某； 性别:女； 年龄:50岁； 职业:农民

【主诉】患者一直胸闷心悸,心前区疼痛。后至阜外医院确诊为冠心病,6个月前在某医院做了支架手术,但胸闷心悸不仅没有缓解,且出现彻夜不眠,焦虑不安,神疲乏力,全身疼痛,多汗气滞,情绪低落。有轻生念头。

【婚育史】育有两男一女。

【体征】脉沉无力。

【西医相关检查】未见明显异常。

【诊断】胸痹。

【辨证施治】

1. **辨证分型** 肝郁血瘀,络脉受损,心神不宁。

2. **治疗原则** 疏肝解郁,理气安神。

3. **处方** 血府逐瘀汤合酸枣仁汤、桂枝龙牡汤加减。

浮小麦 10g,龙骨 15g,牡蛎 15g,红花 8g,桃仁 8g,柴胡 15g,丁香 15g,酸枣仁 15g,川芎 15g,茯神 15g,当归 20g,熟地黄 15g,天麻 15g,黄芪 30g,赤芍 10g。

每剂 2 日,每日 3 次,每次 150mL,水煎服。

【心理疗法】①支持疗法;②认知疗法。

【西药治疗】无。

【按语】冠状动脉粥样硬化性心脏病属于中医"胸痹"的范畴。胸痹是以胸部闷痛,甚则胸痛彻背,喘息不得卧为主症的一种疾病。《医门法律》曰:"胸中与太空相似,天日照临之所,而膻中之宗气,又赖以包举一身之气者也。今胸中之阳,痹而不舒,其经脉所过,非缓即急,失其常度,总因阳气不运,故致然也。"患者或因郁怒伤肝,肝失疏泄,肝郁气滞,血行不利,脉络失畅,而致气滞血瘀,心脉痹阻,不通则痛,发为胸痹。《杂病源流犀烛》云:"总之七情之由作心痛。"胸痹迁延不愈,因病致郁,忧思伤脾,思则气结,生化乏源,脾运失健,则神疲乏力;卫外不固,则多汗;血不养心,神志不安,则彻夜不眠。《类证治裁》说:"七情内起之郁,始而伤气,继必及血,终乃成劳。"故治当疏肝解郁,理气安神。血府逐瘀汤中柴胡疏肝解郁,升达清阳;桃仁破血行滞而润燥,红花活血祛瘀以止痛;赤芍、川芎助桃、红活血散瘀,川芎还能调肝血而疏肝气;当归养血活血,祛瘀生新。酸枣仁汤中酸枣仁甘酸质润,入心、肝之经,养血补肝,宁心安神,与川芎相伍,辛散与酸收并用,补血与行血结合,具有养血调肝之妙;茯神宁心安神。方中加龙骨、牡蛎镇心安神,固涩潜阳;黄芪味甘微温,益气实卫,固表止汗;浮小麦收涩止汗;丁香温中降逆,散寒止痛;天麻息风平肝,祛风通络。诸药合用,气血冲和,同时配合心理疗法,故而收效。

二、高血压病

案例

陈某; 性别:女; 年龄:32岁; 职业:全职太太

【主诉】头晕,头痛 1 年。

【现病史】高血压病史 1 年,最高 200/110mmHg。全职在家带孩子,丈夫长期在外地工作,很少回家,焦虑不安,头晕头痛,心烦意乱,坐卧不宁,少寐多梦,早醒易惊。

【婚育史】已婚,育二女。

【体征】舌红苔黄,脉细弦。

【西医相关检查】未见明显异常。

【诊断】高血压病。

【辨证施治】

1. **辨证分型**　肝阳上亢,肝郁气滞。

2. **治疗原则**　平肝潜阳,解郁安神。

3. **处方**　桂枝甘草龙骨牡蛎汤合酸枣仁汤、逍遥散加减。

煅龙骨 15g,炒酸枣仁 15g,丹参 15g,茯苓 30g,合欢皮 15g,煅牡蛎 15g,北柴胡 15g,香附 15g,桂枝 15g,连翘 10g,当归 15g,天麻 15g,莲子 15g,熟地黄 15g,百合 15g,白术 15g,阿胶 12g,牛膝 15g,甘草 8g,大枣 20g,藿香 15g。

每剂 2 日,每日 3 次,每次 150mL,水煎服。

【心理疗法】①支持疗法;②移精变气法。

【西药治疗】无。

【按语】高血压定义为未使用降压药物的情况下,非同日 3 次测量诊室收缩压≥140mmHg 和(或)舒张压≥90mmHg。高血压病也称原发性高血压,是心脑血管疾病最重要的危险因素,可损伤重要脏器如心、脑、肾的结构与功能,最终导致这些器官的功能衰竭。高血压病属于中医"眩晕""头痛"的范畴。患者或因恼怒过度,导致肝气郁结,化火上逆,上扰清窍;或因忧思伤脾,气血乏源,日久清窍失养,发生眩晕、头痛,《证治汇补》说:"七情所感脏气不平,郁而生涎,结而为饮,随气上逆,令人眩晕。"肝为风木之脏,内寄相火,体阴而用阳,主升主动,肝主疏泄,赖肾精以充养。只有在肝气疏泄正常的情况下,人才能气血和平,心情舒畅,而不为病伤。《临证指南医案·郁》曰:"郁则气滞,气滞久则必化热。"长期忧郁恼怒,肝气郁结,郁久化火,使肝阴暗耗,继则下耗肾水,而阴虚阳亢,风阳升动,上扰清窍,而致眩晕;肝为风木之脏,风火相煽,火随气窜,上扰颠顶,则发为头痛。《医灯续焰》说:"夫火性炎上,得风愈炽,冲于颠顶,动摇旋转,不言可知。"《类证治裁》也说:"头为诸阳之会,阳升风动,上扰颠顶,耳目乃清空之窍,风阳旋沸,斯眩晕作焉。良由肝胆乃风木之脏,相火内寄,其性主升主动。"气血失和,血不养心,则失眠多梦。故治当平肝潜阳,解郁安神。桂枝加龙骨牡蛎汤中龙骨、牡蛎固涩潜阳,收敛浮越之心阳,安神止烦;桂枝辛温,甘草甘温,二者法取桂枝甘草汤之意,辛甘养阳,以温复心阳。酸枣仁汤中酸枣仁入心、肝之经,养血补肝,宁心安神;茯苓宁心安神。逍遥散中柴胡疏肝解郁,使肝气得以条达;当归甘辛苦温,养血和血,与柴胡同用,补肝体而助肝用,使血和则肝和,血充则肝柔;白术、茯苓、甘草健脾益气,非但实土以御木侮,且使营血生化有源。方中加香附疏肝解郁;合欢皮养心安神;丹参清心活血;天麻息风平肝;莲子、大枣健脾养心;熟地黄、阿胶滋阴养血,补肾填精;牛膝补益肝肾,引血下行;连翘清热疏风;藿香化湿和胃。诸药合用,肝木条达,气血冲和,同时配合心理疗法,故而收效。

三、心血管神经症

案例一

李某； 性别:女； 年龄:48 岁； 职业:职员

【主诉】心悸胸闷半年。

【现病史】心悸发作时手抖心慌,胸闷不适,咽部不适,咽部异物,呼吸困难,寰枢关节半脱位住院治疗,焦虑不安,情绪低落,胆怯易惊,纳食不佳,食后易腹胀。

【婚育史】已婚。

【体征】舌红苔黄,脉细数。

【西医相关检查】未见明显异常。

【诊断】心悸。

【辨证施治】

1. 辨证分型　心脾两虚,肝气不疏。

2. 治疗原则　补心健脾,疏肝解郁。

3. 处方　归脾汤合逍遥散加减。

茯苓 30g,石菖蒲 15g,远志 15g,醋香附 15g,焦谷芽 30g,枸杞子 15g,丹参 15g,白术 15g,炒酸枣仁 15g,大枣 20g,合欢皮 15g,醋柴胡 15g,当归 20g,陈皮 15g,炒苍术 15g,甘草 8g,熟地黄 15g,川芎 15g,白芷 15g。

每剂 2 日,每日 3 次,每次 150mL,水煎服。

【心理疗法】①认知疗法;②移精变气。

【西药治疗】无。

【按语】心血管神经症是指以心血管疾病的有关症状为主要

表现的临床综合征,临床上无器质性心脏病的证据。本例心血管神经症属于中医"心悸"的范畴。患者平素为心虚胆怯之人,或骤遇惊恐,或情怀不适、悲哀过极、忧思不解等七情扰动,忤犯心神,不能自主而心悸,劳伤心脾,气血亏虚,故《诸病源候论》曰"思虑烦多则损心",《灵枢·口问》曰"悲哀愁忧则心动"。长期忧思惊恐,精神情绪过度紧张,心气虚怯,阴血暗耗,不能养心,或心气郁结,生痰动火,痰火扰心,心神失宁而为心悸。若郁热内蕴,复加患怒,变生肝火,肝火扰心;或痰火扰动心神,心神失宁,也易导致心悸,此即朱丹溪所讲的"痰因火动"之说。情志不遂,肝气郁结,肺卫失于宣降,津液不布,聚而为痰,痰气相搏,结于咽喉,故见咽部不适,咽中如有物阻;肺卫失于宣降,还可致胸中气机不畅,而见呼吸困难;肝木为病易于传脾,脾胃虚弱,气血生化乏源,故纳食不佳。故治当补心健脾,疏肝解郁。归脾汤中白术补脾益气以生血,使气旺而血生;当归补血养心;茯苓、酸枣仁、远志宁心安神,茯苓、远志与石菖蒲相配,交通心肾,安神定志;大枣、甘草健脾和胃。逍遥散中柴胡疏肝解郁,条达肝气,与当归同用,补肝体而助肝用,使血和则肝和,血充则肝柔。方中加香附疏肝解郁;合欢皮养心安神;丹参清心活血;川芎调肝血而疏肝气;熟地黄滋阴补血;苍术辛香苦温,入中焦能燥湿健脾,使湿去则脾运有权,脾健则湿邪得化;陈皮理气和胃,燥湿化痰;焦谷芽和胃消食;白芷疏风止痉。诸药合用,肝郁得疏,气血得充,心脾得养,同时配合心理疗法,故而收效。

案例二

王某; 性别:女; 年龄:36岁; 职业:农民

【主诉】心悸半年。

【现病史】心悸胸闷,头痛头眩,情绪焦虑,兴趣减退,面色萎黄,神疲乏力,乳腺结节,食少纳差,反酸腹胀,形体消瘦。3个月前其表弟心梗猝死后,患者出现上述症状。

【婚育史】已婚,育有一子。

【体征】舌红苔腻,脉结代。

【西医相关检查】2023年12月4日云南省中医医院心电图提示:①窦性心律100次/分;②多数导联ST段改变;③部分导联T波改变。乳腺超声:双侧乳腺多发囊肿部分期内透声差2类。

【诊断】心悸。

【辨证施治】

1. 辨证分型　心脾气血两虚,气滞血瘀。

2. 治疗原则　补益气血,行气化瘀。

3. 处方　归脾汤合血府逐瘀汤加减。

柴胡15g,香附15g,黄芪30g,桂枝15g,炙甘草10g,党参20g,大枣20g,连翘15g,浙贝母15g,郁金15g,白术15g,苍术15g,法半夏12g,陈皮15g,浮小麦10g,木香15g,桃仁8g,红花8g,当归15g,赤芍15g,川芎15g,熟地黄15g,鸡血藤15g,益母草15g。

每剂2日,每日3次,每次150mL,水煎服。

【心理疗法】①认知疗法;②松弛疗法。

【西药治疗】无。

【按语】心悸是因外感或内伤,导致气血阴阳亏虚,心失所养;或痰饮瘀血阻滞,心脉不畅,引起以心中急剧跳动,惊慌不安,甚则不能自主为主要临床表现的一种心脏常见病证。患者心悸因3个月前表弟心梗猝死导致思虑过度,劳伤心脾,气血日渐耗伤所致。心藏神而主血脉,脾藏意而主统血。思虑过度,心脾气血耗伤,神无所主,意无所藏,故见心悸。脾为后天之本,气血生化之源,脾虚失于健运,故见面色萎黄,神疲乏力,食少纳差,形体消瘦;胃气上逆则反酸。情绪不舒,肝郁气滞,气不行血,瘀血内生,则见胸闷腹胀,乳腺结节。肝郁不疏,心神不宁,则见情绪焦虑,兴趣减退。治宜补益气血,行气化瘀。处方选用归脾汤合血府逐瘀汤加减化裁。归脾汤益气补血,健脾养心;血府逐瘀汤活血化瘀,行气止痛。其中,党参、黄芪、白术、大枣、甘草健脾益气,使气旺而血生;当归、熟地黄补血养心;柴胡、香附、郁金疏肝解郁;桃仁、红花、赤芍、川芎、鸡血藤等活血祛瘀;木香、陈皮理气醒脾,与大队补益气血药配伍,恢复中焦运化,防止滋腻碍胃,使补而不滞,滋而不腻;半夏降逆和胃。诸药合用,气血得复,肝郁得疏,瘀血得化,则心悸可愈。

案例三

洪某; 性别:男; 年龄:49 岁; 职业:医生

【主诉】心悸怔忡 2 年。

【现病史】因平时工作压力大,担任主任 8 年,自述两年前突发胸闷,气短,手抖,心悸,呼吸困难,心前区痛,由 120 急救车送急诊。

刻诊:心悸怔忡反复发作,少寐多梦,焦虑不安,头晕,食欲不振,胃脘作痛。

【婚育史】已婚。

【体征】舌淡苔白,脉弦细。

【西医相关检查】未见明显异常。

【诊断】焦虑症(心脏神经官能症)。

【辨证施治】

1. 辨证分型　心脾两虚,肝郁不疏。

2. 治疗原则　养血健脾,疏肝解郁。

3. 处方　归脾汤加减。

大枣 20g,石菖蒲 15g,炒酸枣仁 15g,茯神 15g,合欢皮 15g,五味子 15g,炒谷芽、炒麦芽各 30g,木香 15g,党参 20g,茯苓 30g,肉豆蔻 15g,陈皮 15g,法半夏 12g,苍术 15g,白术 15g,焦山楂 15g,远志 15g,炒鸡内金 15g,神曲 15g,当归 15g,桂枝 15g,川芎 15g,砂仁 12g。

每剂 2 日,每日 3 次,每次 150mL,水煎服。

【心理疗法】认知疗法。

【西药治疗】无。

【按语】患者由于工作压力大导致心悸怔忡反复发作 2 年,此属中医心悸之范畴。临床中心悸多因惊恐、劳累而发,时作时止,不发时如常人,病情较轻者为惊悸;若终日悸动,稍劳尤甚,全身情况差,病情较重者为怔忡。心悸的病位主要在心,由于心神失养,心神动摇,悸动不安。但其发病与脾、肾、肺、肝四脏功能失调相关。如脾不生血,心血不足,心神失养则动悸,脾失健运,痰湿内生,扰动心神,心神不安而发病;肝气郁滞,气滞血瘀,或气郁化火,致使心脉不畅,心神受扰,都可引发心悸。此患者平时因工作劳伤心神,故导致血不养心,神无所主,出现少寐多梦、焦虑不安等症状;又由于担任主任期间,精神压力过大,导致肝气不疏,克伐脾土,脾失健运,气血生化乏源,因此出现头晕、食欲不振、胃脘作痛等症。治疗当以养血健脾、疏肝解郁之法。归脾汤是治疗心脾气血两虚证的基础方,方中党参、白术、茯苓具有益气健脾之功,当归、大枣、炒酸枣仁、茯神、远志、菖蒲又可以养血安神;同时又合上二陈汤、苍术、木香、砂仁等,可增强燥湿化痰、理气和胃之功;又以炒谷芽、炒麦芽、焦山楂、炒鸡内金、神曲等消食和胃。诸药合用,心、肝、脾同治,以达益气健脾、养血安神、疏肝和胃之效。

案例四

王某; 性别:女; 年龄:33 岁; 职业:公务员

【主诉】心悸胸闷近 1 年。

【现病史】因 2022 年 12 月患者感染新型冠状病毒,其父亲亦染病,导致心力衰竭。患者儿时因房间隔缺损曾行修补术,心悸胸闷,焦虑,伴少寐多梦,头晕,面色苍白,食欲不振,形体消瘦,大便溏泄。

【婚育史】未婚。

【体征】舌苔淡白,脉细无力。

【西医相关检查】心电图、心脏彩超均未见明显异常。

【诊断】心悸(心血管神经症)。

【辨证施治】

1. **辨证分型** 心脾两虚,肝气不疏,心神不宁。

2. **治疗原则** 补心健脾,安神定志,疏肝解郁。

3. **处方** 归脾汤合桂枝龙骨牡蛎汤加减。

大枣 20g,石菖蒲 15g,莲子 15g,醋北柴胡 15g,法半夏 12g,陈皮 15g,当归 15g,麸炒白术 15g,桂枝 15g,炒酸枣仁 15g,丹参 15g,天麻 15g,煅龙骨 15g,煅牡蛎 15g,制远志 15g,醋香附 15g,熟地黄 15g,麸炒苍术 15g,合欢皮 15g,炙甘草 15g,百合 15g。

每剂 2 日,每日 3 次,每次 150mL,水煎服。

【**心理疗法**】①认知疗法;②移精变气法。

【**西药治疗**】无。

【**按语**】该患者以"心悸胸闷近1年"为主诉,诊断为心悸。患者儿时因房间隔缺损行修补术,加之感染新型冠状病毒导致心力衰竭,极大地耗伤心之气血,心失所养则见心悸胸闷,伴少寐多梦,头晕,面色苍白,焦虑。患者有食欲不振、形体消瘦、大便溏泄之脾虚征,脾虚化源不足则气血更为亏虚。血虚导致肝藏血不足,进而影响肝之疏泄,故辨证为心脾两虚,肝气不疏,心神不宁,治以补心健脾,安神定志,疏肝解郁,处方用归脾汤加桂枝龙骨牡蛎汤。归脾汤补益心脾气血,安神定志;桂枝加龙骨牡蛎汤调和气血,潜阳安神。方中加醋香附、醋北柴胡疏肝解郁;石菖蒲配伍远志交通心肾,以安神助眠;丹参、熟地黄补益心肝阴血;百合清心安神;合欢皮解郁安神;苍术、陈皮燥湿行气。诸药合用,切合病机,心身同治,以收良效。

第三节　呼吸系统心身疾病

一、支气管哮喘

案例

邓某；　性别:女；　年龄:39 岁；　职业:公务员

【主诉】反复哮喘发作 3 年。

【现病史】患者因工作发生变动,加之丈夫出现婚外情,两年前突发支气管哮喘。每至午夜,端坐呼吸,咳喘,咯大量白色泡沫清痰。咽痒不适,少寐多梦,焦虑烦躁。面部色斑,大便泄泻。每次发作需用西药方可缓解。

【婚育史】已婚,生一子。

【体征】舌苔白滑,脉弦。

【西医相关检查】未见明显异常。

【诊断】支气管哮喘。

【辨证施治】

1. **辨证分型**　外寒里饮,气机不舒。

2. **治疗原则**　温里散寒,舒畅气机。

3. **处方**　小青龙汤合酸枣仁汤、柴胡疏肝散加减。

麻黄绒 12g,杏仁 12g,细辛 12g,桂枝 15g,柴胡 15g,郁金 15g,枳壳 10g,法半夏 15g,五味子 15g,酸枣仁 15g,远志 15g,生姜 10g,甘草 8g,莲子 15g,百合 15g,浙贝母 15g,紫苏叶 12g。

每剂 2 日,每日 3 次,每次 150mL,水煎服。

【**心理疗法**】①认知疗法;②音乐疗法。

【**西药治疗**】无。

【**按语**】支气管哮喘是一种以慢性气道炎症和气道高反应为特征的异质性疾病。支气管哮喘属于中医"哮病"的范畴。哮病的病理因素以痰为主。痰由津液凝聚而成,伏藏于肺,成为发病的潜在因素——夙根。每遇诱因触及即可发作。《景岳全书·喘促》曰:"喘有夙根,遇寒即发,或遇劳即作者,亦名哮喘。"但痰之生成,由于脏腑阴阳失调所致,因此究其本质,实与个体素质密切相关。患者因不良精神刺激,使肝失条达,肝气郁结,气机不畅,肝肺升降失序,肺气上逆;或肝气郁结,疏泄失职,津液失布,凝而成痰,上贮于肺,壅滞肺气,不得宣降,发为哮喘。加之午夜寒冷,外寒侵袭,邪蕴于肺,壅阻肺气,气不布津,聚液生痰,亦可诱发哮喘。故治当温里散寒,舒畅气机。小青龙汤中麻黄、桂枝相须为壅,散寒祛表,且麻黄又能宣发肺气而平喘咳,桂枝化气行水以利里饮之化;细辛温肺化饮,散寒祛邪;半夏燥湿化痰,和胃降逆;五味子敛肺止咳;甘草益气和中,调和诸药。柴胡疏肝散中柴胡疏肝解郁,条达肝气;枳壳理气解郁,导滞破结,与柴胡为伍,一升一降,加强舒畅气机之功,并奏调和肝脾之效。方中加杏仁降利肺气,化痰平喘,与麻黄相伍,一宣一降,以恢复肺气之宣降,加强宣肺平喘之功,为宣降肺气的常用组合;浙贝母化痰止咳;郁金疏肝解郁;酸枣仁、远志、莲子宁心安神益智;百合养心润肺;生姜辛温散结,宣散水气,且制半夏之毒;紫苏叶芳香行气,理肺疏肝,宣通郁结之气。诸药合用,肝郁得疏,肺气得宣,同时配合心理疗法,故而收效。

二、过度换气综合征

案例

邓某；　性别:女；　年龄:31 岁；　职业:教师

【**主诉**】呼吸加深加快,呼吸费力,胸闷气促半年。

【**现病史**】患者近半年来感觉缺氧。有明显的窒息感和濒死感。伴有心悸出汗,手脚麻木,呼吸困难,失眠多梦,手抖头晕,紧张不安。每一到两天发作一次,持续 30 分钟至 2 个小时。严重时经常打"120"送至急诊科诊疗。患者自幼失去母亲,父亲再婚一女后生有一子,对患者缺少关心,且有家庭暴力行为。

【**婚育史**】未婚。

【**体征**】舌淡红,脉弦。

【**西医相关检查**】未见明显异常。

【**诊断**】过度换气综合征。

【**辨证施治**】

1. **辨证分型**　肝郁气逆,肺气不降,心神不宁。

2. **治疗原则**　疏肝理气,降气宣肺,宁心安神。

3. **处方**　丹栀逍遥散合天王补心丹加减。

柴胡 20g,香附 15g,紫苏叶 15g,杏仁 15g,郁金 15g,当归 15g,柏子仁 15g,熟地黄 15g,天麻 15g,远志 15g,丹参 15g,茯神 20g,龙骨 20g,牡蛎 20g,桂枝 15g,甘草 8g,牡丹皮 12g。

每剂 2 日,每日 3 次,每次 150mL,水煎服。

【**心理疗法**】①家庭疗法;②支持疗法。

【**西药治疗**】黛力新。

【按语】过度换气综合征是由于通气过度,超过生理代谢需要而引起的一组症候群,过快或过深的呼吸导致身体排出过多的二氧化碳,引发呼吸性碱中毒,亦即血液 pH 过高,影响了神经系统正常的生理功能,患者会感到手、足、唇等部位麻木,口齿不清、眩晕、胸痛、心率增快、手脚冰冷等。本例过度换气综合征属于中医"喘证""心悸"的范畴。患者因情志不遂,悲忧伤肺,肺气痹阻,气机不利,又郁怒伤肝,肝气上逆于肺,肺失肃降,加之惊恐伤及心肾,气机逆乱,喘出于肺。故《素问·经脉别论》曰:"有所惊恐,喘出于肺。"情志所伤,肺气升降失常,升多降少,则可致气逆作喘。故《医学入门》谓:"惊忧气郁,惕惕闷闷,引息鼻张气喘,呼吸急促而无痰声者。"治当疏肝理气,降气宣肺,宁心安神。丹栀逍遥散中柴胡疏肝解郁,条达肝气,与当归同用,补肝体而助肝用,使血和则肝和,血充则肝柔;牡丹皮清血之伏火,泻肝之郁热。天王补心丹中生地黄易为熟地黄,入心能养血,入肾能滋阴,故能滋阴养血;柏子仁、茯神、远志养心安神;丹参清心活血,合补血药使补而不滞,则心血易生。方中加龙骨、牡蛎固涩潜阳,收敛浮越之心阳,安神止烦;桂枝辛温,与甘温之甘草配伍,辛甘养阳,以温复心阳;香附、郁金疏肝解郁;杏仁降利肺气,化痰平喘;紫苏叶芳香行气,理肺疏肝;天麻息风平肝。诸药合用,肝郁得疏,肺气得降,心肾得养,同时配合心理疗法,故而收效。

三、功能性发热

案例

钱某； 性别:女； 年龄:23 岁； 职业:学生

【主诉】反复低热1年。

【现病史】患者为在校研究生,因学习压力过大,自尊心强,追求完美,父女关系不融洽,分居3年。无明显诱因发热,体温波动在37.8～38.5℃,住院治疗2个月,无明显好转,服用各种西药均无济于事,已休学在家。伴有焦虑烦躁,神疲乏力,多汗气促,形体消瘦,大便溏泄,食少纳差,口津稀发,睡眠不宁。

【婚育史】未婚。

【体征】舌淡苔白,脉细弦无力。

【西医相关检查】未见明显异常。

【诊断】发热(内伤发热)。

【辨证施治】

1. 辨证分型 肝郁脾虚,中气不足。

2. 治疗原则 疏肝健脾,补中益气。

3. 处方 补中益气汤合四逆散加减。

柴胡20g,郁金15g,黄芪20g,白术15g,法半夏15g,升麻15g,当归15g,木香15g,陈皮15g,茯苓30g,砂仁15g,莲子15g,白芍15g,青蒿12g,天麻15g,合欢皮15g,酸枣仁15g,甘草10g。

每剂2日,每日3次,每次150mL,水煎服。

【心理疗法】①认知疗法;②家庭疗法。

【西药治疗】无。

【按语】患者因情志失调,郁怒伤肝,肝失疏泄,气失条达,肝郁气滞,克伐脾土,肝脾不和,气机失畅。脾气虚弱,清阳下陷,脾湿下流,下焦阳气郁而上冲,出现热象。此为气虚发热,李东垣以"阴火"立论,在治疗上提出"唯当以甘温之剂,补其中,升其阳,甘寒以泻其火则愈","盖温能除大热,大忌苦寒之药泻胃土耳!今立补中益气汤"。故治当疏肝健脾,补中益气。补中益气汤能"甘温除大热",方中黄芪,味甘微温,入脾肺经,补中益气,升阳固表;白术、甘草补气健脾,与黄芪合用,以增强其补益中气之功;血为气之母,气虚时久,营血亦亏,故用当归养血和营,携黄芪以补气养血;陈皮理气和胃,使诸药补而不滞;升麻、柴胡升阳举陷,协助黄芪以升提下陷之中气。四逆散中柴胡疏肝解郁,条达肝气;白芍敛阴养血柔肝,与柴胡合用以补养肝血,条达肝气,可使柴胡升散而无耗伤阴血之弊,补肝体而助肝用,使血和则肝和,血充则肝柔,为调肝的常用组合。方中加郁金疏肝理气,活血清心;茯苓健脾利湿,宁心安神;砂仁化湿和胃;莲子补脾止泻;半夏燥湿醒脾,和胃降逆;木香行气健脾;酸枣仁、合欢皮养心安神;青蒿清透虚热;天麻息风平肝。诸药合用,肝郁得疏,脾胃得补,心神得安,同时配合心理疗法,故而收效。

四、肺结节

案例

沈某;　性别:女;　年龄:42 岁;　职业:职员

【主诉】双肺结节(多发性)。

【现病史】平素胸闷烦躁,乳房胀痛,偶见刺激性咳嗽,华发早脱,其丈夫长期在外地工作,甚少回家,本人在办公室从事财务工作,工作压力较大,失眠多梦,早醒易惊。

【婚育史】已婚。

【体征】舌紫,脉弦。

【西医相关检查】2022 年 9 月 4 日云南省中医医院 CT 示双

肺多发性结节。

【诊断】肺结节(痰核)。

【辨证施治】

1. **辨证分型** 肝郁气滞,痰凝血瘀。

2. **治疗原则** 疏肝活血,化痰散结。

3. **处方** 柴胡疏肝散合半夏厚朴汤、四君子汤加减

白术 20g,党参 20g,茯苓 30g,焦山楂 20g,木香 15g,炒薏苡仁 15g,炒麦芽 30g,苍术 20g,法半夏 12g,浙贝母 15g,夏枯草 15g,醋北柴胡 15g,香附 15g,重楼 10g,青皮 15g,甘草 10g,连翘 15g,野菊花 15g,金银花 8g,蒲公英 10g。

每剂 2 日,每日 3 次,每次 150mL,水煎服。

【心理疗法】①支持疗法;②音乐疗法。

【西药治疗】无。

【按语】结节病是一种原因不明的多系统累及的肉芽肿性疾病,主要侵犯肺和淋巴系统。患者因情志不畅,肝失条达,肝气郁结,气机不畅,肝肺升降失序,肺气上逆,加之肝气郁结,疏泄失职,津液失布,凝而成痰。因肝郁克伐脾土,脾胃气虚,健运失司,水湿不化,湿聚为痰,《医宗必读》说:"脾土虚湿,清者难升,浊者难降,留中滞膈,瘀而成痰。"气不行血,血行不畅,凝滞成瘀,《类证治裁》曰:"七情内起之郁,始而伤气,继必及血。"痰、瘀、气相搏,结于肺中,而成结节。故治当疏肝活血,化痰散结。柴胡疏肝散中柴胡疏肝解郁,条达肝气;香附疏肝行气止痛;陈皮易为青皮,疏肝理气,散结化滞。半夏厚朴汤中半夏辛温入肺胃,化痰散结,降逆和胃;茯苓甘淡渗湿健脾,杜绝生痰之源,以助半夏化痰。四君子汤中党参甘温益气,健脾养胃;白术苦温,健脾燥湿,加强益气助运之力,

与茯苓相配,则健脾祛湿之功益著;甘草益气和中,调和诸药。方中加木香行气健脾;薏苡仁渗湿健脾;苍术燥湿运脾;焦山楂、炒麦芽消食和胃;浙贝母化痰散结;夏枯草清泻肝火,散结消肿;重楼、蒲公英、连翘、金银花清热解毒,散结消肿。诸药合用,肝郁得疏,肺气得降,脾胃得养,同时配合心理疗法,结节得散,故而收效。

第四节　内分泌系统心身疾病

一、糖尿病

案例

范某；　性别:女；　年龄:49 岁；　职业:自由职业

【主诉】消瘦多饮 2 个月。

【现病史】患者近 2 个月突然发生机体功能下降,伴有神疲乏力,头晕目眩,口渴饮引,口津量少。反复霉菌性阴道炎,皮肤瘙痒,四肢麻木。性欲减退,牙龈肿痛,育有一男孩,因其学习成绩不佳,尚未考上大学,在家闲游。患者焦虑不安,彻夜不眠,大便干结。

【婚育史】已婚,生一子。

【体征】舌红苔黄,脉细弦动。

【西医相关检查】2023 年 8 月 21 日云南省中医医院测空腹血糖 12.5mmol/L。

【诊断】消渴(糖尿病)。

【辨证施治】

1. 辨证分型　肝郁气滞,阴虚火旺。

2. 治疗原则　养阴生津,疏肝泻火。

3. 处方　玉女煎合丹栀逍遥散、一贯煎加减。

当归 15g,北沙参 15g,川楝子 15g,柴胡 20g,薄荷 8g,麦冬 15g,生地黄 10g,牡丹皮 15g,栀子 15g,白术 15g,麦芽 30g,菊花

8g,龙胆 10g,益母草 15g,茯苓 30g,车前子 15g,甘草 8g。

每剂 2 日,每日 3 次,每次 150mL,水煎服。

【心理疗法】①音乐疗法;②支持疗法。

【西药治疗】无。

【按语】糖尿病是一组由多病因引起的以慢性高血糖为特征的代谢性疾病,是由于胰岛素分泌和(或)作用缺陷所引起。糖尿病属于中医"消渴"的范畴。五志过极,或郁怒伤肝,肝气郁结不得疏泄,或劳心竭虑,营谋强思,用心太过,耗乱精神,过违其度,皆致火热内燔,郁热伤津,产生消渴。叶天士《临证指南医案·三消》曰:"心境愁郁,内火自燃,乃消症大病。"胃火在消渴证中,可以遍传三焦,既可上炎刑金,使肺津更燥,上消愈盛;又可下传于肾,使肾津愈耗,而为下消。《景岳全书》说:"火在上中二消者,亦无非胃火上炎使然。"故治当养阴生津,疏肝泻火。一贯煎中生地黄滋阴养血,补益肝肾,内寓滋水涵木之意;当归滋阴柔肝;北沙参、麦冬滋养肺胃,养阴生津,意在佐金平木,扶土制木;川楝子疏肝泄热,理气止痛,复其条达之性。丹栀逍遥散中柴胡疏肝解郁,条达肝气,与当归同用,补肝体而助肝用,使血和则肝和,血充则肝柔;白术、茯苓、甘草健脾益气,非但实土以御木侮,且使营血生化有源;薄荷疏散郁遏之气,透达肝经郁热;牡丹皮清血中之伏火;栀子善清肝热,并导热下行。玉女煎中熟地黄易为生地黄,与麦冬相配滋阴清热。方中加龙胆清泻肝胆实火,清利肝经湿热;益母草、车前子清利湿热;菊花平抑肝阳,疏风清热;麦芽消食健脾,疏肝解郁。诸药合用,肝郁得疏,火热得清,阴液得滋,同时配合心理疗法,故而收效。

二、甲状腺功能亢进症

案例

李某; 性别:女; 年龄:28 岁; 职业:全职太太

【主诉】心悸 3 个月,体重下降 5kg。

【现病史】患者因报考公务员 3 年均未入职,情绪焦虑,少寐多梦。在家全职带娃,近 3 个月来汗出较多。心悸胸闷,华发早脱,畏光流泪,视力下降,头痛乏力。

【婚育史】已婚,育一女。

【体征】舌红苔黄,脉弦细数。

【西医相关检查】2022 年 9 月 17 日云南省第二人民医院甲状腺检查示 FT3、FT4、TT3、TT4 均升高,TSH 降低。

【诊断】甲亢(瘿病)。

【辨证施治】

1. **辨证分型** 肝郁化火,阴虚脾弱。

2. **治疗原则** 疏肝清热,健脾养阴。

3. **处方** 一贯煎合丹栀逍遥散、酸枣仁汤加减。

川楝子 15g,柴胡 20g,香附 15g,牡丹皮 15g,栀子 15g,白术 15g,苍术 15g,酸枣仁 15g,合欢皮 15g,天麻 15g,当归 20g,白芍 15g,川芎 15g,益母草 15g,茯苓 30g,菊花 8g,谷芽 30g,麦芽 30g,甘草 8g。

每剂 2 日,每日 3 次,每次 150mL,水煎服。

【心理疗法】①音乐疗法;②气功疗法。

【西药治疗】无。

【**按语**】甲状腺功能亢进症(简称"甲亢")是指甲状腺腺体本身产生甲状腺激素过多而导致的甲状腺毒症,因血液循环中甲状腺激素过多,引起以神经、循环、消化等系统兴奋性增高和代谢亢进为主要表现的一组临床综合征。甲亢属于中医"瘿病"的范畴。情志不畅,忿郁恼怒,或忧愁思虑日久,肝气失于条达,气机郁滞,则津液不得正常输布,易于凝聚成痰,气滞痰凝,壅结颈前,则形成瘿病。《诸病源候论》说:"瘿者,由忧恚气结所生","动气增患"。《重订严氏济生方》说:"夫瘿瘤者,多由喜怒不节,忧思过度,而成斯疾焉。大抵人之气血循环一身,常欲无滞留之患,调摄失宜,气凝血滞,为瘿为瘤。"本病的病位主要在肝脾,肝郁则气滞,脾伤则气结,气滞则津停,脾虚则酿生痰湿,痰气交阻,血行不畅。痰气郁结日久可化火,形成肝火亢盛,火热内盛,耗伤阴津,导致阴虚火旺之候。其中以心肝阴虚最为常见,治当疏肝清热、健脾养阴。一贯煎中川楝子疏肝泄热,理气止痛,复其条达之性。丹栀逍遥散中柴胡疏肝解郁,条达肝气;当归养血和血;白芍养血敛阴,柔肝缓急;归、芍与柴胡同用,补肝体而助肝用,使血和则肝和,血充则肝柔;白术、茯苓、甘草健脾益气,非但实土以御木侮,且使营血生化有源;牡丹皮清血中之伏火;栀子善清肝热,并导热下行。酸枣仁汤中酸枣仁养血补肝,宁心安神;茯苓宁心安神;川芎调肝血而疏肝气,与酸枣仁相伍,辛散与酸收并用,补血与行血结合,具有养血调肝之妙。方中加合欢皮养心安神;菊花平抑肝阳,疏风清热;益母草活血利水;天麻息风平肝;苍术燥湿运脾;麦芽、谷芽消食和胃。诸药合用,肝郁得疏,脾运得健,火热得清,阴液得养,同时配合心理疗法,故而收效。

三、肥胖症

案例一

孙某； 性别:女； 年龄:34 岁； 职业:大学老师

【**主诉**】肥胖(体重 89kg,身高 165cm)。

【**现病史**】华发早脱,情绪焦虑,少寐多梦,早醒易惊,产后大出血,ATP 24,工作压力大,喜欢吃零食,通过贪食减压,焦虑烦躁,大便黏腻。前次月经(PMP)2018 年 11 月 1 日至 11 月 6 日,末次月经(LMP)2018 年 12 月 2 日,未净。

【**婚育史**】已婚,育一子。

【**体征**】舌淡苔腻,脉细无力。

【**西医相关检查**】未见明显异常。

【**诊断**】肥胖症。

【**辨证施治**】

1. 辨证分型 肝脾不调,痰湿中阻。

2. 治疗原则 疏肝健脾,祛湿化痰。

3. 处方 参苓白术散合四逆散加减。

炒白术 15g,陈皮 15g,党参 20g,茯苓 30g,焦山楂 15g,木香 15g,砂仁 15g,炒薏苡仁 15g,肉豆蔻 15g,炒苍术 15g,法半夏 12g,炒稻芽 30g,神曲 15g,炒鸡内金 15g,柴胡 15g,香附 15g,莲子 15g,黄精 15g,桑椹 15g,甘草 6g,炙黄芪 30g。

每剂 2 日,每日 3 次,每次 150mL,水煎服。

【**心理疗法**】①认知疗法;②移精变气法。

【**西药治疗**】无。

【按语】肥胖症是指体内贮积的脂肪量超过理想体重20%以上,是一种由遗传因素、环境因素等多种原因相互作用引起的慢性代谢性疾病,其发生机制是因为能量摄入超过能量消耗,导致体内脂肪过度蓄积和体重超常。患者因情志失调,郁怒伤肝,肝失疏泄,气失条达,肝郁气滞,克伐脾土,困遏脾运,久则致脾之运化功能受损。进一步发展,则导致超量水谷不能化为精微,遂变生膏脂,随郁气流窜而停于筋膜腔隙,形成肥胖。肥胖的病机为胃强脾弱:一方面太阴阴盛,脾为土性,易伤阳气,失于健运,易受湿困,乃生痰之源;另一方面胃纳太过,壅滞脾土,酿生湿热,进而化生痰湿。痰湿阻碍气机则致气郁。故治当疏肝健脾,祛湿化痰。参苓白术散中党参、白术、茯苓、甘草益气健脾;莲子健脾益气,兼能止泻;薏苡仁健脾渗湿;砂仁醒脾和胃,行气化滞。四逆散中柴胡疏肝解郁,条达肝气。方中加黄芪补气健脾;苍术燥湿运脾,使湿去则脾运有权,脾健则湿邪得化;半夏、陈皮燥湿化痰,理气和胃;神曲、稻芽、鸡内金消食和胃;肉豆蔻芳香化湿,行气宽中;香附疏肝解郁;黄精补气健脾,养阴补肾;桑椹滋阴生津,养血黑发。诸药合用,肝郁得疏,脾运得健,痰湿得化,同时配合心理疗法,故而收效。

案例二

刘某;　性别:女;　年龄:31 岁;　职业:自由职业

【主诉】肥胖(体重 150kg,身高 178cm)。

【现病史】患者父亲有家暴倾向。患者 10 岁左右父母离异,从此未与父亲见面,失去联系,母亲今年 4 月因感染新型冠状病毒后并发肺炎住院。患者近 6 个月未出门,担心再次感染,传给家人,情绪焦虑,通过贪食减压,并发月经稀少,多囊卵巢综合征,华发早脱,面部痤疮。

【婚育史】未婚。

【体征】舌红,苔黄腻,脉弦数。

【西医相关检查】未见明显异常。

【诊断】肥胖症。

【辨证施治】

1. **辨证分型** 肝脾不调,湿热内蕴。

2. **治疗原则** 调和肝脾,清利湿热。

3. **处方** 逍遥散合六君子汤、龙胆泻肝汤加减。

法半夏 12g,白术 15g,苍术 15g,木香 15g,炒稻芽 30g,炒麦芽 30g,陈皮 15g,肉豆蔻 15g,薏苡仁 15g,茯苓 30g,党参 15g,白芷 15g,丹参 15g,黄芩 15g,生地黄 10g,重楼 10g,连翘 12g,山楂 15g,金银花 15g,牡丹皮 15g,野菊花 10g,蒲公英 10g,夏枯草 15g,荷叶 10g,鸡内金 15g,柴胡 15g,香附 15g,藿香 15g。

每剂 2 日,每日 3 次,每次 150mL,水煎服。

【心理疗法】①认知疗法;②移精变气法。

【西药治疗】无。

【按语】患者自幼父母离异,亲情缺失,导致情志不畅,肝郁不疏。肝木乘脾,脾失健运,聚湿生热,导致肝脾不调,湿热内蕴证。又因担心再次感染新型冠状病毒传染给家人,遂致情绪焦虑,通过贪食减压,过食肥甘厚腻,脾失运化,滋生痰湿,发为肥胖。痰湿蕴而成热,郁于皮肤肌腠,故见痤疮、脱发。痰湿流注下焦,壅塞胞宫,阻滞胞络,则月经稀少,终致多囊卵巢综合征。治宜调和肝脾,清利湿热。处方选用逍遥散合六君子汤、龙胆泻肝汤加减化裁。逍遥散疏肝解郁,养血健脾;六君子汤益气健脾,燥湿化痰;龙胆泻肝汤清泻肝胆实火,清利肝经湿热。其中,柴胡、香附疏肝解郁;党参、白术、茯苓、薏苡仁健脾祛湿;半夏、陈皮、苍术燥湿化痰;山楂、荷叶、稻麦芽消食减脂;金银花、连翘、夏枯草、野菊花等清热疗疮。诸药合用,肝脾得调,湿热得清,诸症自愈。

第五节 神经精神系统心身疾病

一、中风

案例

万某； 性别:男； 年龄:69 岁； 职业:退休

【主诉】脑中风 1 年。

【现病史】患者 1 年前突发头痛,恶心呕吐,语言不清。视物模糊,肢体无力,麻木不仁,后口角歪斜,瘫痪在床,送至医院诊断后回家康养。现少寐多梦,急躁易怒,早醒易惊。全身疼痛,胸闷心悸。头晕,乏力,情绪低落,有自杀念头,常一人哭泣。

【婚育史】已婚,育一女。

【体征】舌淤青,脉细弦。

【西医相关检查】2023 年 1 月 10 日云南省第一人民医院头颅 CT 示左侧脑半球陈旧缺血性改变,表现为低密度灶;提示左脑陈旧性脑梗死。

【诊断】中风。

【辨证施治】

1. 辨证分型 肝风内动,气血瘀滞,心神不宁。

2. 治疗原则 活血疏肝,养心安神。

3. 处方 血府逐瘀汤合柴胡疏肝散加减。

红花 8g,桃仁 7g,柴胡 15g,香附 15g,川芎 15g,赤芍 15g,枳壳 15g,酸枣仁 15g,合欢皮 15g,莲子 15g,郁金 15g,当归 15g,熟地

黄 15g,小麦 10g,茯神 10g。

每剂 2 日,每日 3 次,每次 150mL,水煎服。

【心理疗法】①支持疗法;②家庭疗法。

【西药治疗】黛力新。

【按语】中风,又称"脑卒中或急性脑血管疾病",是指急性脑循环障碍迅速导致局限性或弥漫性脑功能缺损的临床事件。患者或因平素忧郁恼怒,情志不畅,肝气不疏,郁而化火;或因长期精神紧张,阴精暗耗,虚火内燔;或因火盛灼津炼液为痰,复因将息失宜,肝风内扰,风火痰热内盛,阻滞经络或蒙蔽神窍而发为中风。《素问·生气通天论》云:"大怒则形气绝,而血菀于上,使人薄厥。"中风的病机主要为阴阳失调,气血逆乱。在恢复期,中经络之证因风、火、痰、瘀之邪留滞经络,气血运行不畅,而仍留有半身不遂、口歪、语言不清等后遗症,一般恢复较慢。中风迁延不愈,因病致郁,忧思伤脾,思则气结;血不养心,神志不安。故治当活血疏肝,养心安神。血府逐瘀汤中桃仁破血行滞而润燥;红花活血祛瘀以止痛;赤芍、川芎助桃、红活血散瘀,川芎还能调肝血而疏肝气;生地黄易为熟地黄,配伍当归养血活血,祛瘀生新;柴胡疏肝解郁,升达清阳,与枳壳同用,尤善理气行滞,使气行则血行。柴胡疏肝散中亦用柴胡与赤芍相配,补肝体而助肝用,使血和则肝和,血充则肝柔;柴胡与枳壳为伍,一升一降,加强疏畅气机之功,并奏调和肝脾之效。方中加香附、郁金疏肝解郁;酸枣仁、合欢皮、茯神、莲子养心安神益智;小麦益心气,养心阴。诸药合用,肝郁得疏,气血冲和,同时配合心理疗法,故而收效。

二、头痛

案例一

胡某； 性别:男； 年龄:16 岁； 职业:学生(高一年级)

【主诉】头痛 1 个月余(感冒后加重)。

【现病史】头痛难忍,伴恶心呕吐,眩晕耳鸣,情绪烦躁,少寐多梦,早醒易惊,口苦,胃脘疼痛不适,遇热痛减,腰膝酸软,大便溏泄,学习成绩不佳(倒数)。

【婚育史】未婚。

【体征】舌淡胖、边有齿痕,舌苔白腻。

【西医相关检查】未见明显异常。

【诊断】头痛。

【辨证施治】

1. **辨证分型** 肝阳上亢,寒邪客胃。

2. **治疗原则** 清肝泻火,祛风除湿。

3. **处方** 通窍活血汤合川芎茶调散加减。

红花 8g,桃仁 8g,川芎 15g,赤芍 15g,白芷 15g,桂枝 15g,防风 15g,荆芥 15g,羌活 15g,当归 15g,延胡索 15g,龙胆 15g,薄荷 10g,天麻 15g,苍术 15g,炒谷芽、炒麦芽 30g。

每剂 2 日,每日 3 次,每次 150mL,水煎服。

【心理疗法】①支持疗法;②认知疗法。

【西药治疗】无。

【按语】头痛是指因头部经脉拘急或失养,清窍不利所引起的头部疼痛为特征的一种病证。患者因起居不慎,外感风寒,上犯颠顶,清阳之气受阻。风为百病之长,"伤于风者,上先受之";寒邪侵袭,寒邪束表,卫阳被遏,寒邪入经,血脉凝滞,阻遏脉络而致头痛。《素问·举痛论》说:"寒气入经而稽迟,泣而不行,客于脉外则血少,客于脉中则气不通,故卒然而痛。"加之情志不和,郁怒伤肝,则肝失条达,肝气郁结,气郁化火。《临证指南医案》云:"郁则气滞,气滞久则必化热。"火性炎上,火邪上扰清空之窍而致头痛迁延。故治当清肝泻火,祛风除湿。通窍活血汤中桃仁破血行滞而润燥,红花活血祛瘀以止痛;赤芍、川芎助桃、红活血散瘀;当归养血活血,祛瘀生新。川芎茶调散亦用川芎,乃血中之气药,上行头目,为治诸经头痛之要药,善于祛风活血而止头痛,长于治少阳、厥阴经头痛;薄荷、荆芥、防风、羌活、白芷辛散上行,以助川芎疏风止痛之功,羌活长于治太阳经头痛,白芷长于治阳明经头痛,薄荷还能清利头目,以其之凉,可制诸风药之温燥,又能兼顾风为阳邪,易于化热化燥之特点。方中加苍术燥湿运脾,祛风止痛;延胡索活血行气止痛;桂枝温通经脉;天麻息风平肝;龙胆清泻肝胆实火;谷麦芽消食和胃。诸药合用,风邪得散,气血冲和,经脉舒畅,同时配合心理疗法,故而收效。

案例二

刘某；　性别:女；　年龄:32 岁；　职业:国企职员

【主诉】头痛。

【现病史】右侧头痛,经前加重,伴恶心乏力,情绪急躁,少寐多梦,咽痛口苦,经期扁桃体化脓(服散列通方可缓解)。育有一子(10 岁)。患者工作压力极大。月经量少、色暗且夹有血块,痛经。

【婚育史】已婚,育一子。

【体征】舌红苔黄,脉弦数。

【西医相关检查】未见明显异常。

【诊断】头痛。

【辨证施治】

1. **辨证分型** 肝郁化火,气血瘀滞。

2. **治疗原则** 清肝泻火,活血化瘀。

3. **处方** 川芎茶调散合桃红四物汤加减。

川芎 15g,白芷 15g,熟地黄 15g,生地黄 10g,薄荷 8g,夏枯草 15g,羌活 15g,天麻 15g,菊花 8g,龙胆 15g,苍术 15g,延胡索 15g,莲子 15g,酸枣仁 15g,合欢皮 15g,金银花 10g,连翘 15g,炒黄芩 15g,薄荷 8g,甘草 8g,陈皮 10g,红花 8g,桃仁 8g。

每剂 2 日,每日 3 次,每次 150mL,水煎服。

【心理疗法】①认知疗法;②移精变气法。

【西药治疗】无。

【按语】患者因工作压力极大,情志不遂,肝气郁滞,日久化火,气滞不能行血,日久血瘀致病。肝郁化火,则见情绪急躁;肝火灼伤阴血,则见月经量减少;气滞血瘀,则见月经色暗且夹有血块,痛经;经期正虚,感受风热疫毒之邪,蕴结咽喉,则见咽痛口苦,扁桃体化脓。治宜清肝泻火,活血化瘀。方选川芎茶调散合桃红四物汤加减化裁。川芎茶调散疏风止痛;桃红四物汤养血活血。其中,川芎辛温香窜,为血中气药,上行头目,善于祛风活血而止头痛,为"诸经头痛之要药",长于治少阳、厥阴头痛(头顶或两侧头痛),《神农本草经》言其"主中风入脑头痛";羌活、白芷疏风止痛,羌活长于治太阳经头痛(后脑连项痛),白芷长于治阳明经头痛(前额及眉棱骨痛),正如李东垣所言:"头痛须用川芎。如不愈,各加引经药,太阳羌活,阳明白芷。"金银花、连翘、薄荷、黄芩疏散风热,清热解毒;桃仁、红花、延胡索活血化瘀;合欢皮、酸枣仁解郁安神;龙胆、夏枯草清泻肝火。诸药合用,共奏清肝泻火、活血化瘀之功。

案例三

孔某；　性别:女；　年龄:44 岁；　职业:公务员

【主诉】头痛 2 年。

【现病史】头目胀痛,难以转侧,伴有眩晕耳鸣,少寐多梦,早醒易惊,形体消瘦,口干口苦,口腔溃疡,情绪低落,食欲不振,腹胀,腰酸乏力,脱发健忘,潮热盗汗。

【婚育史】已婚(无子)。

【体征】舌淡少苔,脉细弦。

【西医相关检查】未见明显异常。

【诊断】头痛。

【辨证施治】

1. **辨证分型**　阴虚阳亢,肝脾不和。

2. **治疗原则**　镇肝潜阳,调和肝脾。

3. **处方**　镇肝熄风汤加减。

牛膝 15g,代赭石 15g,煅龙骨 15g,煅牡蛎 15g,炒龟甲 12g,玄参 15g,麦冬 12g,醋北柴胡 15g,醋香附 15g,盐菟丝子 15g,盐续断 15g,焦谷芽 30g,百合 15g,川芎 15g,益母草 15g,防风 15g,广藿香 15g,炒麦芽 30g,莲子 20g。

每剂 2 日,每日 3 次,每次 150mL,水煎服。

【心理疗法】①支持疗法;②认知疗法。

【西药治疗】无。

【按语】由于头为神明之府，"诸阳之会"，"脑为髓海"，五脏精华之血、六腑清阳之气皆能上注于头，即头与五脏六腑之阴精、阳气密切相关，凡能影响脏腑之精血、阳气的因素皆可成为头痛的病因。头痛病位虽在头，但与肝脾肾密切相关，主要致病因素有风、火、痰、瘀、虚；邪阻脉络，清窍不利，精血不足，脑失所养，为头痛之基本病机。患者因"头目胀痛，难以侧转"而就诊，并伴有眩晕耳鸣、少寐多梦、早醒易惊、形体消瘦、口干口苦等症状，此属肝肾阴虚、肝阳上亢之证；同时又有情绪低落、食欲不振、腹胀等，此多属肝木乘犯脾土所导致，故治以镇肝潜阳、调和肝脾之法。镇肝息风汤是治疗肝肾阴虚，肝阳上亢的常用方，方中牛膝、代赭石补益肝肾、镇肝降逆，引气血下行；龙骨、牡蛎、龟甲、玄参益阴潜阳，镇肝息风，兼以滋阴清热，滋水涵木；肝为刚脏，性喜条达而恶抑郁，故又以柴胡、香附、川芎疏肝理气活血，使气血条达；以炒麦芽、焦谷芽、防风、藿香升发脾阳，和胃安中；百合、莲子清心养阴安神；菟丝子、续断补肾助阳，以达肝肾同治，阴阳并补。诸药合用，镇肝潜阳以治标，调和肝脾肾以治本，配以消食和胃药，又可佐制金石、介类药物碍胃之弊。

三、失眠症

案例一

成某；　性别:女；　年龄:41 岁；　职业:公务员

【主诉】不寐 2 年。

【现病史】少寐多梦，入睡困难，早醒易惊，心悸健忘，头晕耳鸣，面部色斑，月经量少，情绪烦躁，口苦咽干，胸胁胀满，食纳不佳,生育儿子,丈夫长期在外地,已有两年,聚少离多。

【婚育史】已婚。

【体征】舌红少苔,脉细弦。

【西医相关检查】2022 年 11 月 13 日昆明安琪儿妇产医院 B 超检查:子宫前位,大小尚正常,肌层回声均匀,宫内膜厚约 3mm;左卵巢内未见明显卵泡,右卵泡约 6mm×4mm,右卵巢内卵泡数量小于 2 个。

提示:①宫内膜薄;②卵巢早衰。

【诊断】不寐。

【辨证施治】

1. 辨证分型 肝郁化火,营血亏虚。

2. 治疗原则 疏肝清热,养血活血。

3. 处方 桃红四物汤合天王补心丹加减。

红花 8g,桃仁 8g,熟地黄 20g,白芍 20g,炒柴胡 20g,香附 20g,益母草 15g,薄荷 8g,当归 15g,甘草 8g,丹参 15g,石菖蒲 15g,竹叶 10g,煅龙骨 20g,煅牡蛎 15g,合欢皮 15g,五味子 15g,炒酸枣仁 15g,远志 15g,柏子仁 15g,天麻 15g,莲子 15g,百合 15g。

每剂 2 日,每日 3 次,每次 150mL,水煎服。

【心理疗法】①支持疗法;②移情变气法。

【西药治疗】无。

【按语】不寐是以经常不能获得正常睡眠为特征的病证,主要表现为睡眠时间短、深度不足,轻者入睡困难,或寐而不酣,时寐时醒,或醒后不能再寐,重则彻夜不寐。多为情志所伤、饮食不节、劳逸失调、久病体虚等因素引起脏腑功能紊乱,气血失和,阴阳失调,阳不入阴而发病。病位主要在心,涉及肝胆脾胃肾。患者因情志不遂,肝气郁结,郁而化火,邪火扰动心神,神不得安而致不寐。加之思虑劳倦太过,损伤心脾,心伤则心血暗耗,神不守舍,脾伤则无以生化精微,营血亏虚不能奉养于心。阴血不足,阴不制阳,虚热内生,亦可扰动心神,加重失眠。《景岳全书》中曰:"无邪而不寐者,必营气之不足也,营主血,血虚则无以养心,心虚则神不守舍。"《类证治裁》也说:"思虑伤脾,脾血亏损,经年不寐。"故治当疏肝清热,养血活血。桃红四物汤中桃仁破血行滞而润燥,红花活血祛瘀以止痛;熟地黄甘温味厚质润,长于滋养阴血,补肾填精,为补血要药;当归甘辛温,为补血良药,兼具活血作用,且为妇科调经要药;白芍养血益阴,柔肝缓急。天王补心丹中酸枣仁、柏子仁、远志养心安神,酸枣仁亦能补养肝血;五味子之酸以敛心气,安心神;丹参清心活血,合补血药使补而不滞,则心血易生。方中加柴胡、香附、薄荷疏肝解郁,与当归、白芍等补血之品相配,补肝体而助肝用,使血和则肝和,血充则肝柔,薄荷还能透达郁热;石菖蒲与远志相配交通心肾,安神定志;合欢皮、莲子安神益智;百合养阴生津,清心安神;竹叶清心除烦;天麻息风平肝。诸药合用,肝郁得疏,气血冲和,郁火得清,心神得安,同时配合心理疗法,故而收效。

案例二

戴某; 性别:女; 年龄:45 岁; 职业:全职太太

【**主诉**】入睡困难 10 年。

【**现病史**】丈夫长期在外地工作,一周回家一次,早醒易惊,少寐多梦,手掌发黄,头晕目眩,烦闷不安,食纳不佳,大便溏泄,情绪低落,神疲乏力,华发早脱,头部发紧,月经量少。

【**婚育史**】已婚,育一女。

【体征】舌淡少苔,脉细无力。

【西医相关检查】未见明显异常。

【诊断】不寐。

【辨证施治】

1. 辨证分型 心脾两虚,肝脾不调。

2. 治疗原则 补气益心,疏肝健脾。

3. 处方 归脾汤合逍遥散加减。

柴胡 15g,香附 15g,龙眼肉 15g,炒白术 15g,陈皮 15g,茯苓 30g,木香 15g,炙黄芪 30g,肉豆蔻 15g,炒薏苡仁 15g,炒苍术 15g,法半夏 12g,炒酸枣仁 15g,合欢皮 15g,石菖蒲 15g,百合 15g,莲子 15g,甘草 6g,桂枝 15g,丹参 15g,丁香 15g。

每剂 2 日,每日 3 次,每次 150mL,水煎服。

【心理疗法】①认知疗法;②移精变气。

【西药治疗】无。

【按语】患者因丈夫长期在外地工作,独自全职在家抚养女儿,劳心劳力,耗伤心脾气血,加之缺乏丈夫的陪伴、支持与理解,肝郁不舒而致病。心血不足,神失所养,则见早醒易惊,少寐多梦;脾气亏虚,则神疲乏力,食纳不佳,大便溏泄;血虚失于濡养,则见头晕目眩,手掌发黄,华发早脱,月经量少;肝郁不疏,则见烦闷不安,情绪低落。治宜补气益心,疏肝健脾。方选归脾汤合逍遥散加减化裁。归脾汤益气补血,健脾养心;逍遥散疏肝解郁,养血健脾。其中,龙眼肉、炒酸枣仁、石菖蒲、合欢皮、百合、茯苓、莲子养心安神、清心除烦、交通心神;黄芪、白术、甘草补气健脾;陈皮、木香、肉豆蔻、法半夏行气醒脾,化湿和胃;柴胡、香附疏肝解郁。诸药合用,健脾气,养心血,疏肝郁,则心脾两虚,肝脾不调之不寐可愈。

案例三

魏某； 性别:男； 年龄:17岁； 职业:学生

【主诉】入睡困难1年余。

【现病史】平时入睡困难,早醒易惊,近日出现午睡起床后频繁呕吐,便溏,纳差,口苦口干,颈椎僵硬。由于自尊心强,追求完美,学习压力过大,经常被老师批评,现已休学在家,形体消瘦。

【婚育史】未婚。

【体征】舌淡苔黄腻,脉弦有力。

【西医相关检查】未见明显异常。

【诊断】不寐

【辨证施治】

1. **辨证分型** 心脾两虚,胆胃不和。

2. **治疗原则** 健脾养心,清胆和胃。

3. **处方** 归脾汤合柴芩温胆汤加减。

炙黄芪30g,党参20g,炒白术15g,茯苓30g,木香15g,炒酸枣仁15g,苍术15g,薏苡仁20g,法半夏12g,陈皮15g,竹茹15g,枳实15g,香附15g,远志15g,石菖蒲15g,莲子15g,甘草8g,炒柴胡15g,黄芩15g。

每剂2日,每日3次,每次150mL,水煎服。

【心理疗法】①家庭疗法;②支持疗法。

【西药治疗】黛力新,艾司唑仑。

【按语】患者17岁,由于学习压力大,导致入睡困难,早醒易惊,甚至出现午睡起床后频繁呕吐、便溏、纳差等症状,此为心脾两虚,胆胃不和之证。思虑过度,则劳伤心脾,脾虚则气血生化乏源,血不能养心,则心神难安,故患者常常入睡困难,早醒易惊;胆为清净之府,性喜宁谧而恶烦扰,由于情志不遂,胆失疏泄,气郁生痰,痰浊内扰,胆胃不和,胃气上逆,故出现频繁呕吐、口苦口干等症。治疗当以健脾养心、清胆和胃之法,选方以归脾汤合温胆汤加减为主。归脾汤有益气补血、健脾养心之功,为治疗思虑过度,劳伤心脾,气血两虚之常用方。方中以参、芪、术、草大队甘温之品补脾益气以生血,使气血旺而血生;茯苓、酸枣仁、远志、石菖蒲宁心安神,兼以化痰;木香、香附辛香而散,理气醒脾疏肝。柴芩温胆汤重在清胆和胃,燥湿理气化痰,方中柴胡、黄芩疏肝理气,清热利胆;半夏、陈皮燥湿化痰,和胃止呕;竹茹、枳实清热化痰,除烦止呕,同时又可降气导滞,消痰除痞;佐以苍术、薏苡仁燥湿健脾,清利湿热,以杜痰湿生成之源。诸药合方,心脾同治,气血并补,使脾旺则气血生化有源,血足则心有所养,心神得安;兼以理气化痰,和胃利胆,使痰浊得去则胆无邪扰,如是则诸症自愈。

案例四

车某; 性别:女; 年龄:40 岁; 职业:自由职业

【主诉】入睡困难 4 年。

【现病史】入睡困难,每晚凌晨 1~2 点才能入睡,伴有身体疲乏无力,脱发,少寐多梦,月经量少,经前乳房胀痛,胸胁胀闷不适,情绪低落,兴趣减退,喜悲伤欲哭,一人在家带娃,家务活全包,每天接送小孩。

【婚育史】已婚。

【体征】舌苔薄白,脉细弦。

【西医相关检查】未见明显异常。

【诊断】不寐。

【辨证施治】

1. 辨证分型 心脾气血两虚,肝郁气滞。

2. 治疗原则 补益心脾,养血安神,疏肝理气。

3. 处方 归脾汤合逍遥散加减

炙黄芪 30g,白术 15g,当归 15g,炒酸枣仁 15g,熟地黄 15g,黄精 15g,丹参 15g,远志 15g,石菖蒲 15g,柴胡 15g,白芍 15g,茯神 15g,合欢皮 15g,炙甘草 15g,莲子 15g,煅牡蛎 20g,煅龙骨 20g,炒稻芽 30g,炒麦芽 30g,五味子 15g。

每剂 2 日,每日 3 次,每次 150mL,水煎服。

【心理疗法】①支持疗法;②移精变气法。

【西药治疗】无。

【按语】患者为中年女性,以"入睡困难 4 年"就诊,属于中医不寐之范畴。患者平时每晚凌晨 1～2 点才能入睡,伴有身体疲乏无力、脱发、少寐多梦、月经量少、经前乳房胀痛、情绪低落等症状,此为心脾气血两虚,肝郁气滞所致,心血亏虚则不能养神,脾气不足则无力运化,故而出现入睡困难、少寐多梦、神疲乏力、脱发等症。若长期情志不舒、郁郁寡欢,则肝木失其条达之性,以致肝郁血虚,出现月经量少、乳房胀痛、胸胁胀闷等症。《景岳全书·不寐》曰:"劳倦、思虑太过者,必致血液耗亡,神魂无主,所以不眠。"盖寐本乎阴,神之主也,神安则寐,神不安则不寐。故治疗当以补益心脾,养血安神,兼以疏肝理气之法。方中黄芪、白术、甘草甘温之品益气健脾以助气血生化,使气旺而血生;熟地黄、当归、白芍、黄精滋阴补血以养神;茯神、酸枣仁、远志、菖蒲、煅牡蛎、煅龙骨宁心重镇安神;丹参、莲子、合欢皮、五味子清心益气,活血解郁安神;又以柴胡疏肝解郁,条达肝气,与归、芍配伍,既补肝体,又助肝用;以炒麦芽、炒稻芽佐使,疏肝和胃消食,可防止甘温滋补药滋腻碍胃,同时又可制约金石贝壳类药物重伤脾胃。诸药配伍,心脾肝同治,重在补心脾;气血兼顾,重在和血,使脾旺则气血生化有源,血足则心有所养,肝木条达,心情舒畅,神志安定。

案例五

任某;性别:女;年龄:40 岁;职业:科研工作者

【主诉】入睡困难,潮热盗汗,月经量少。

【现病史】丈夫常年在外地工作,育有两个小孩,坚持工作,尿急尿频,月经量少、色暗、夹血块,面部色斑,入睡困难,少寐多梦,腰膝酸软,纳可,夜尿频多。末次月经(LMP)2019 年 12 月 12 日。孕产情况:2-0-0-2。

【婚育史】已婚,育二子。

【体征】舌红苔黄,脉弦数。

【西医相关检查】未见明显异常。

【诊断】不寐。

【辨证施治】

1. 辨证分型　肝郁气滞,肝肾亏虚。

2. 治疗原则　疏肝解郁,补肾涩精。

3. 处方　归脾汤合酸枣仁汤、四逆散加减。

山药 15g,山茱萸 15g,枸杞子 15g,泽泻 15g,茯苓 30g,女贞子 15g,墨旱莲 15g,熟地黄 15g,醋柴胡 15g,醋香附 15g,天麻 15g,莲子 15g,合欢皮 15g,五味子 15g,百合 15g,制远志 15g,石菖蒲 15g,盐菟丝子 15g,陈皮 15g,法半夏 12g,炒苍术 15g,炒白术 15g,当归

15g,阿胶 12g

每剂 2 日,每日 3 次,每次 150mL,水煎服。

【心理疗法】①认知疗法;②音乐疗法。

【西药治疗】无。

【按语】该患者以"入睡困难,潮热盗汗,月经量少"为主诉,诊断为不寐。患者丈夫常年在外地工作,育有两个小孩,坚持工作,可谓心身俱疲,容易导致肝郁气滞,气血亏耗,导致月经量少,色暗夹血块,面部色斑,入睡困难,少寐多梦。患者年 40 岁,已近中年,肝肾亏虚,故见腰膝酸软,夜尿频多。舌红苔黄、脉弦数为肝肾阴虚,肝郁化火之征。以归脾汤加酸枣仁汤加四逆散治疗,山药、山茱萸、枸杞子、女贞子、墨旱莲、熟地黄、盐菟丝子、当归、阿胶滋补肝肾、气血,滋水以涵木,肝之阴血充足,则肝柔;用醋柴胡、醋香附、陈皮疏肝理气;天麻、莲子、合欢皮、五味子、百合、制远志、石菖蒲养心安神助眠;法半夏、炒苍术、炒白术、泽泻、茯苓燥湿健脾,以助气血之生化。诸药合用,以收疏肝解郁、补肾涩精之效。

案例六

李某; 性别:女; 年龄:34 岁; 职业:失业

【主诉】失眠 4 个月余。

【现病史】患者眠浅易醒,少寐多梦。因创业失败,经济损失重大,已经 2 年没有工作,情绪低落,兴趣减退,头晕,耳鸣脱发,食纳不佳,神疲乏力,胸胁胀满,喜太息,月经量少。

【婚育史】已婚,未育。

【体征】舌淡白,脉细弦。

【西医相关检查】未见明显异常。

【诊断】不寐。

【辨证施治】

1. **辨证分型**　肝郁血虚,心脾两虚。

2. **治疗原则**　疏肝养血,补益心脾。

3. **处方**　丹栀逍遥丸合归脾汤加减。

丹参 15g,浮小麦 10g,大枣 20g,石菖蒲 15g,酸枣仁 15g,煅龙骨 20g,煅牡蛎 20g,茯神 15g,苍术 15g,合欢皮 15g,五味子 15g,女贞子 15g,菟丝子 15g,枸杞子 15g,盐车前子 15g,制远志 15g,白术 15g,覆盆子 15g,北柴胡 15g,醋香附 15g,天麻 15g,莲子 15g,甘草 8g。

每剂 2 日,每日 3 次,每次 150mL,水煎服。

【心理疗法】①认知疗法;②家庭疗法;③支持疗法。

【西药治疗】无。

【按语】该患者因创业失败,经济损失重大,已经 2 年没有工作,有较明显的情志刺激因素,情志不畅则引起情绪低落、兴趣减退、胸胁胀满、喜太息等症状;肝郁气滞导致木不疏土,脾失健运,运化失常,气血生化乏源,则见头晕、耳鸣脱发、食纳不佳、神疲乏力、月经量少;心血不足,则患者出现眠浅易醒、少寐多梦。该案选用丹栀逍遥丸加归脾汤加减治疗,北柴胡、醋香附疏肝行气解郁;丹参、浮小麦、大枣、酸枣仁、合欢皮、五味子、女贞子、菟丝子、枸杞子、莲子养心安神,补益肝肾;石菖蒲、远志交通心肾,煅龙骨、煅牡蛎平肝潜阳,以助睡眠;苍术、白术、甘草、车前子健脾除湿;天麻平肝息风健脑。用药调理身体的同时,加上心理调适的认知疗法、家庭疗法、支持疗法以身心同调,方能取得良效。

四、神经性厌食症与贪食症

（一）神经性厌食症

案例

冯某； 性别:女； 年龄:21岁； 职业:大学生

【主诉】厌食2年。

【现病史】患者自入大学后开始厌食。每当看到饮食便有恶心呕感。主动拒食,进食一点食物便用导吐法将其呕出。总抱怨自己体重过重,形象欠佳,且进行高强度、长时间的体育运动。已经闭经1年,神疲乏力,焦虑抑郁。不愿意与同学交往,少寐多梦,哭泣常作,自尊心强,追求完美。体重51kg,身高164cm,BMI≈18.96。

【婚育史】未婚。

【体征】舌淡苔白,脉细弦。

【西医相关检查】2022年3月昆明市中医医院B超检查:子宫后位,宫体大小约3.5cm×2.7cm×3.2cm,肌层回声均匀,宫内膜厚约0.1cm;左右侧卵巢未显示,左右侧附件区未见明显异常回声。结果提示:①子宫萎缩,内膜0.1cm。②双侧卵巢萎缩。

电解质检查:钾2.04mmol/L,提示低血钾症。

【诊断】神经性厌食症。

【辨证施治】

1. **辨证分型** 肝脾不和,气血亏虚。

2. **治疗原则** 疏肝健脾,补气养血,宁心安神。

3. 处方　归脾汤合逍遥散加减。

柴胡 15g，香附 15g，木香 15g，黄芪 30g，郁金 15g，白术 15g，苍术 15g，党参 20g，茯神 20g，莲子 15g，龙眼肉 15g，大枣 15g，半夏 15g，陈皮 15g，山药 15g，砂仁 15g，扁豆 15g，当归 15g，甘草 8g。

每剂 2 日，每日 3 次，每次 150mL，水煎服。

【心理疗法】①支持疗法；②认知疗法。

【西药治疗】无。

【按语】神经性厌食症是一种多见于青少年女性的进食行为异常，特征为故意节食而致体重显著下降，低于正常标准，为此采取过度运动、引吐、导泄等方法，常有营养不良，代谢和内分泌紊乱。怕胖、追求体形完美是神经性厌食症的主要心理特征。患者宁愿挨饿，惟恐长胖，甚至明显消瘦时还认为自己太胖。患者因长期情怀不适、悲哀过极、忧思不解等七情扰动，肝失条达，肝气郁结，克伐脾土，脾虚失运，生化乏源，气血亏虚，血不养心，心神失宁。《诸病源候论》曰："思虑烦多则损心。"《灵枢·口问》也说："悲哀愁忧则心动。"故治当疏肝健脾，补气养血，宁心安神。归脾汤中黄芪、党参、白术、甘草大队甘温之品补脾益气以生血，使气旺而血生；当归、龙眼肉甘温补血养心；茯神宁心安神；大枣、甘草健脾和胃。逍遥散中柴胡疏肝解郁，条达肝气，与当归同用，补肝体而助肝用，使血和则肝和，血充则肝柔；又以白术、茯苓、甘草健脾益气，非但实土以御木侮，且使营血生化有源。方中加香附、郁金疏肝解郁；苍术辛香苦温，入中焦能燥湿健脾，使湿去则脾运有权，脾健则湿邪得化；山药、莲子健脾益气，兼能止泻；白扁豆健脾渗湿；砂仁醒脾和胃，行气化滞；半夏燥湿化痰，和胃降逆；陈皮理气和胃，燥湿化痰，与大量益气健脾药配伍，复中焦运化之功，又能防大量益气补血药滋腻碍胃,使补而不滞,滋而不腻。诸药合用,肝郁得疏,脾运得健,气血得充,心神得安,同时配合心理疗法,故而收效。

(二) 神经性贪食症

案例一

孙某; 性别:女; 年龄:20岁; 职业:互联网运营商

【主诉】乏力怕冷。

【现病史】情绪低落,烦躁不安,大量进食(零食),直到恶心呕吐为止,体重80kg,身高173cm,月经先后不定期,工作压力大,夜晚加班,少寐多梦,咳嗽痰多,胸胁胀满不适,喜太息,神疲乏力,大便溏泄。有双相障碍史。

【婚育史】未婚。

【体征】舌苔白腻,边有齿痕。

【西医相关检查】未见明显异常。

【诊断】神经性贪食症。

【辨证施治】

1. **辨证分型** 肝郁气滞,痰湿中阻。

2. **治疗原则** 疏肝理气,祛湿化痰。

3. **处方** 香砂六君子汤合保和丸、四逆散加减。

炒谷芽30g,炒麦芽30g,木香20g,党参20g,砂仁15g,茯苓30g,陈皮15g,法半夏15g,薏苡仁15g,炒山楂15g,白豆蔻15g,炒苍术15g,炒柴胡15g,紫苏叶10g,炒黄芪30g,当归20g,荷叶10g,天麻15g,熟地黄15g,阿胶12g,甘草8g,桂枝15g。

每剂 2 日,每日 3 次,每次 150mL,水煎服。

【心理疗法】①移精变气法;②认知疗法。

【西药治疗】无。

【按语】神经性贪食症,是以反复发作性暴食,并伴随防止体重增加的补偿性行为,以及对自身体重和体形过分关注为主要特征的一种进食障碍。主要表现为反复发作、不可控制、冲动性地暴食,继之采取防止增重的不适当的补偿性行为,如禁食、过度运动、诱导呕吐,滥用利尿剂、泻药、食欲抑制剂、代谢加速药物,等等,这些行为与其对自身体重和体形过度和不客观的评价有关。患者因压力过大,情志失调,郁怒伤肝,肝失疏泄,克伐脾土,困遏脾运,久则致脾之运化功能受损,进一步发展,则导致超量水谷不能化为精微,遂变生膏脂,随郁气之流窜而停于筋膜腔隙,形成肥胖。该病的病机核心为"胃强脾弱",一方面脾运失健,化生水湿,湿聚为痰,故曰脾为生痰之源;另一方面胃纳太过,壅滞脾土,食积内停,气机不畅,胃失和降。脾虚失运,生化乏源,气血亏虚,血不养心,心神失宁,故治当疏肝理气,祛湿化痰。香砂四君子汤中党参甘温益气,健脾养胃;白术易为苍术,健脾燥湿;茯苓健脾渗湿,与苍术相配,则健脾祛湿之功益著;甘草,益气和中,调和诸药;半夏燥湿化痰,和胃降逆;陈皮理气和胃,燥湿化痰;木香行气健脾;砂仁醒脾和胃,行气化滞;木香、砂仁、陈皮等理气药与参、苓、术、草等益气健脾药配伍,复中焦运化之功,又能防大量益气补血药滋腻碍胃,使补而不滞,滋而不腻。保和丸中山楂酸甘性温,消一切饮食积滞,长于消肉食油腻之积,与谷麦芽相配以增消食导滞之效,与荷叶相伍则有降脂化浊之功。四逆散中柴胡疏肝解郁,条达肝气,与当归、熟地黄、阿胶同用,补肝体而助肝用,使血和则肝和,血充则肝柔。加黄芪补气健脾;薏苡仁健脾渗湿;白豆蔻芳香化湿,行气宽中;当归、熟地黄、阿胶补血养心;紫苏叶芳香行气,理肺疏肝,宣通郁结之气;天麻息风平肝;桂枝辛温,助阳化气以逐水饮,与甘温之甘草配伍,辛甘养阳,以温复心阳。诸药合用,肝郁得疏,脾运得健,痰湿得化,同时配合心理疗法,故而收效。

案例二

钱某; 性别:女; 年龄:20岁; 职业:学生

【主诉】减重。

【现病史】身高155cm,体重64kg。学习压力大,自尊心强,每逢考试复习,进食大量零食,直到恶心呕吐为止,悲忧善虑,面部痤疮,胸闷不舒,日常腹胀,大便干结。

【婚育史】未婚。

【体征】舌淡苔白,脉细弦。

【西医相关检查】未见明显异常。

【诊断】神经性贪食症。

【辨证施治】

1. **辨证分型**　肝郁不疏,痰湿中阻。

2. **治疗原则**　疏肝解郁,祛湿化痰。

3. **处方**　柴胡疏肝散合二陈汤加减。

炒白术15g,茯苓30g,木香15g,肉豆蔻15g,炒薏苡仁20g,法半夏12g,炒谷芽30g,炙黄芪30g,连翘15g,陈皮15g,大黄6g,炒苍术15g,焦六神曲15g,党参20g,炙甘草15g,当归15g,野菊花8g,醋柴胡15g,醋香附15g。

每剂2日,每日3次,每次150mL,水煎服。

【心理疗法】①支持疗法；②认知疗法。

【西药治疗】无。

【按语】患者因自尊心强，每逢考试复习时，自我施加学习压力，为了缓解巨大的压力，即暴饮暴食。学习压力大，肝郁气滞，故见悲忧善虑，胸闷不舒；过食肥甘厚腻，痰湿内生，郁于肌腠，故见面部痤疮；痰湿内蕴，气机不畅，大肠传导失常，故见腹胀，大便干结。治宜疏肝解郁，祛湿化痰。方选柴胡疏肝散合二陈汤加减化裁。柴胡疏肝散疏肝解郁，行气止痛；二陈汤燥湿化痰，理气和中。其中，柴胡、香附疏肝解郁；半夏、陈皮、木香、薏苡仁、苍术、茯苓燥湿理气化痰；党参、黄芪、白术、甘草益气健脾；肉豆蔻、谷芽、六神曲消食和胃；连翘、野菊花、当归解毒活血疗疮；大黄泻下通便。诸药合用，肝郁得疏，痰湿得消，脾运得健，则肝郁不疏、痰湿中阻之贪食症可愈。

五、双相情感障碍

案例一

王某；　　性别：女；　　年龄：15岁；　　职业：学生

【主诉】情绪低落或暴躁反复半年。

【现病史】形体肥胖，少寐多梦，早醒易惊，神疲乏力，汗出手抖，行经腹痛，患者160cm，体重90kg。休学在家半年，父母分居4年，与母亲同居。中考结束后发病。

【婚育史】未婚。

【体征】舌淡苔白，脉细无力。

【西医相关检查】未见明显异常。

【诊断】双相情感障碍。

【辨证施治】

1. **辨证分型** 肝郁化火,心肾不交。

2. **治疗原则** 清肝泻火,交通心肾。

3. **处方** 丹栀逍遥散合天王补心丹加减。

丹参15g,大枣20g,合欢皮12g,石菖蒲12g,煅牡蛎20g,茯神20g,煅龙骨20g,蜜远志15g,炒酸枣仁10g,五味子15g,醋滇柴胡15g,莲子20g,炒稻芽30g,桂枝15g,荷叶15g,醋香附15g,百合15g,炒神曲20g,醋延胡索15g,炙黄芪30g,天麻12g,炒麦芽30g,广藿香15g,酒续断15g,牡丹皮15g。

每剂2日,每日3次,每次150mL,水煎服。

【心理疗法】①支持疗法;②行为疗法。

【西药治疗】盐酸舍曲林1片,每日1次;盐酸曲唑酮缓释片2~3片,每日1次;酒石酸唑吡坦片5mg,每日1次;复方甘草酸苷片1片,每日3次;多烯磷脂酰胆碱胶囊2粒,每日3次。

【按语】双相情感障碍是一种既有躁狂发作,又有抑郁发作(典型特征)的常见精神障碍,首次发病可见于任何年龄。当躁狂发作时,患者有情感高涨、言语活动增多、精力充沛等表现;而当抑郁发作时,患者又常表现出情绪低落、愉快感丧失、言语活动减少、疲劳迟钝等症状。双相情感障碍属于中医"郁证"的范畴。患者因情志过极,使肝失条达,疏泄失司,而致肝气郁结,情绪低落。久则由气及血,影响五脏。肝郁或横逆犯胃克脾,脾胃受制,纳谷运化失常,水谷不为精微,反生痰湿,导致肥胖。若肝郁化火,扰动心神,心血亏耗,神失所养,亦能导致情绪暴躁。正如《灵枢·口问》所说:"悲哀忧愁则心动,心动则五脏六腑皆摇。"惊恐伤神则心失所养,忧思伤志则肾失所藏,心肾两亏,水火不交。气郁血滞,冲任失养,可致月经不调、行经腹痛。故治当清肝泻火,交通心肾。丹栀逍遥散中柴胡疏肝解郁,条达肝气;牡丹皮清血之伏火,泻肝之郁热。天王补心丹中酸枣仁、茯神、远志养心安神;丹参清心活血,合补血药使补而不滞,则心血易生。方中加香附疏肝解郁;延胡索行气活血;龙骨、牡蛎固涩潜阳,收敛浮越之心阳,安神止烦;合欢皮、莲子、百合养心安神益智;石菖蒲与远志、茯神相配,交通心肾,安神定志;黄芪补气健脾,升阳举陷;神曲、稻芽、麦芽消食和胃;大枣健脾养血;荷叶清热利湿,升阳化浊;藿香芳香化湿,和胃安中;天麻息风平肝;桂枝助阳化气,温复心阳;续断补益肝肾。诸药合用,肝郁得疏,郁热得清,心肾交通,同时配合心理疗法,故而收效。

案例二

徐某；　性别:女；　年龄:40岁；　职业:职员

【主诉】情绪低落,烦躁不安8个月。

【现病史】因丈夫投资失败,出现情绪低落,焦虑抑郁,烦躁易怒,头晕头痛,记忆力减退,身体疲乏无力,少寐多梦,早醒易惊,入睡困难。末次月经(LMP)2017年11月23日,月经量少、色暗。

【婚育史】已婚。

【体征】舌红苔黄,脉细弦。

【西医相关检查】未见明显异常。

【诊断】双相情感障碍。

【辨证施治】

1. **辨证分型**　肝郁气滞,心神不宁。

2. **治疗原则**　疏肝解郁,宁心安神。

3. 处方 归脾汤合四逆散加减。

酸枣仁 15g,石菖蒲 15g,远志 15g,天麻 10g,莲子 20g,百合 15g,炒柴胡 15g,香附 15g,甘草 5g,炙黄芪 30g,当归 20g,熟地黄 20g,炒谷芽 30g,炒麦芽 30g,党参 20g。

每剂 2 日,每日 3 次,每次 150mL,水煎服。

【心理疗法】①支持疗法;②认知疗法。

【西药治疗】马来酸氟伏沙明,1 片,每日 1 次。

【按语】患者因丈夫投资失败,忧思焦虑,肝郁不疏,心神不宁而发病。肝主疏泄,性喜条达。所欲不遂,肝失疏泄,则见情绪低落,焦虑抑郁;肝郁化火,故见烦躁易怒;思虑过度,暗耗心脾气血,心神失养,故见入睡困难,少寐多梦,早醒易惊,记忆力减退;脾气虚弱,则见疲乏无力;脾为后天之本,气血生化之源,脾虚血亏,故见头晕头痛,月经量少。治宜疏肝解郁,宁心安神。方选归脾汤合四逆散加减化裁。归脾汤益气补血,健脾养心;四逆散透邪解郁,疏肝理脾。其中,酸枣仁、石菖蒲、远志、莲子、百合宁心安神,交通心肾;党参、黄芪、甘草健脾益气,当归、熟地黄养血以安心神;柴胡、香附疏肝解郁;天麻平抑肝阳;谷麦芽消食和胃。诸药配伍,肝郁得疏,心神安宁,心肾相交,则肝郁气滞,心神不宁之双相情感障碍诸症缓解。

案例三

罗某; 性别:女; 年龄:23 岁; 职业:学生

【主诉】情绪低落或暴躁 1 年余。

【现病史】患者目前备考公务员,时有胸闷,时有情绪低落,时有暴躁,手足心汗出,手足不温,畏寒,背部冰凉,纳可,入睡困难,眠差早醒,多梦易惊,二便调,多矢气,腹胀。末次月经(LMP)2018年 11 月 19 ~ 29 日,月经量少色红,腹痛腰酸。

【婚育史】未婚。

【体征】舌红苔薄白,脉细弦。

【西医相关检查】未见明显异常。

【诊断】双相情感障碍。

【辨证施治】

1. 辨证分型　肝脾不调,气血失和。

2. 治疗原则　疏肝健脾,调和气血。

3. 处方　逍遥散合四物汤加减。

醋柴胡 15g,醋香附 15g,党参 20g,炒白术 20g,炒苍术 20g,薏苡仁 20g,茯苓 20g,甘草 6g,陈皮 12g,法半夏 12g,桂枝 20g,阿胶 20g,川芎 15g,当归 20g,鸡血藤 15g,熟地黄 20g,益母草 15g,盐菟丝子 15g,炒麦芽 30g,盐杜仲 15g,桑寄生 15g。

每剂 2 日,每日 3 次,每次 150mL,水煎服。

【心理疗法】①家庭治疗;②认知疗法。

【西药治疗】艾司西酞普兰。

【按语】患者因"情绪低落或暴躁 1 年余"就诊,属于中医郁证之范畴。《古今医统大全·郁证门》曰:"郁为七情不舒,遂成郁结,既郁之久,变病多端。"由此可看出,郁证主要为七情所伤,情志不遂,导致肝气郁结而为病。此患者在备考公务员时期,忧思过重,导致肝气郁滞,脾虚不运,肝脾不调,气血失和,故而会出现时有胸闷、时有情绪低落、时有暴躁等症。《灵枢·本神》曰:"愁忧者,气闭塞而不行。"《素问·举痛论》又曰:"思则心有所存,神有所归,正气留而不行,故气结矣。"阳气一旦郁结不行,则失于温通之用,故而出现手足心汗出、手足不温、畏寒、背部冰凉等症状。笔者施以疏肝健脾、调和气血之法治疗,选方以逍遥散合四物汤加减。方中逍遥散善于疏肝解郁、养血健脾;因为"脾喜燥恶湿",故又加香附、党参、苍术、薏苡仁、法半夏、陈皮加强疏肝健脾、燥湿化痰之力;方中四物汤长于养血和血,加入阿胶、鸡血藤、益母草、桂枝,既可以滋阴养血,又可以活血通脉,使气血调畅,郁滞自通。由于患者平时经期延长,月经量少,腹痛腰酸,故又加入盐菟丝子、盐杜仲、桑寄生补肝肾,强腰膝,固冲任。全方诸药配伍,肝脾肾同治,气血兼顾,但以疏肝健脾,调和气血为主。

案例四

赵某; 性别:女; 年龄:26 岁; 职业:待业

【**主诉**】焦虑抑郁 2 年,眠差 3 年。

【**现病史**】患者现备考公务员,焦虑抑郁,烦躁易怒,情绪低落,时有头痛,心慌胸闷,平素易腹泻,眠差易醒,形体偏胖,入睡困难,纳可,大便偏溏,日 3~4 次,小便调。末次月经(LMP)2023 年 11 月 26 日至 12 月 1 日,前次月经(PMP)2023 年 10 月 24~30 日,平素月经规律。身高 165cm,体重 81kg,易激惹,父亲长期不在家,缺乏安全感。

【**婚育史**】未婚。

【**体征**】舌红,苔腻,脉弦。

【**西医相关检查**】未见明显异常。

【**诊断**】双相情感障碍。

【**辨证施治**】

1. **辨证分型** 肝气郁滞,脾虚湿蕴。

2. **治疗原则** 疏肝解郁,健脾祛湿。

3. 处方　逍遥散合六君子汤加减。

醋北柴胡 15g,醋香附 15g,当归 15g,炒白术 20g,茯苓 20g,合欢皮 15g,大枣 20g,石菖蒲 15g,蜜远志 12g,荷叶 15g,炒酸枣仁 12g,党参 20g,法半夏 10g,陈皮 10g,炙甘草 15g,天麻 12g,莲子 20g,炙黄芪 30g,百合 15g,熟地黄 15g。

每剂 2 日,每日 3 次,每次 150mL,水煎服。

【心理疗法】①支持疗法;②家庭疗法。

【西药治疗】无。

【按语】患者因焦虑抑郁 2 年、眠差 3 年就诊,此属中医郁病之范畴。一般来说,郁病是由于情志不舒、气机郁滞所致,以心情抑郁、情绪不宁、胸部满闷、胁肋胀痛,或易怒易哭等症为主要临床表现的一类病证。导致郁病发生的原因多是情志内伤,如郁怒、忧思、惊恐等,其病机主要为肝失疏泄,脾失健运,心失所养及脏腑阴阳气血失调。郁病初起,病变以气滞为主,常兼血瘀、化火、痰结、食滞等,多属实证。病久则易由实转虚,继而影响到脏腑及损耗气血阴阳,而形成心、脾、肝、肾亏虚的不同病变,正如《古今医统大全·郁证门》所说:"郁为七情不舒,遂成郁结,既郁之久,变病多端。"《丹溪心法·六郁》中也有相关论述:"气血冲和,万病不生,一有怫郁,诸病生焉,故人身诸病,多生于郁。"此患者属于肝郁气滞、脾虚湿盛之虚实夹杂证,治疗当以疏肝解郁、健脾祛湿之法,选方以逍遥散合六君子汤加减为主。方中逍遥散(柴胡、当归、白术、茯苓、炙甘草)可疏肝解郁、养血健脾,是治疗肝郁脾虚血弱证的基础方;六君子汤(半夏、陈皮、党参、白术、茯苓、炙甘草)是益气健脾、燥湿化痰的基础方;方中又加入合欢皮、大枣、石菖蒲、蜜远志、炒酸枣仁、百合、熟地黄等药物,增强其滋阴养血、解郁安神之功,全方肝脾同治,虚实兼顾,使肝气条达,脾气健运,湿邪得祛,气血冲和。

案例五

杨某; 性别:女; 年龄:11岁; 职业:学生

【主诉】情绪低落,偶有情绪急躁3年余。

【现病史】兴趣减退,急躁时欲打人毁物,2021年于云南省精神病医院诊断为"伴有躯体症状的中度抑郁发作,分离(转换)性障碍"。现偶有情绪低落欲哭,后感胸闷气短,手抖,头晕欲动,双目上翻,纳可,眠浅易醒,入睡困难,偶感恐惧,二便调。

【婚育史】未婚。

【体征】舌红苔腻,脉弦。

【西医相关检查】未见明显异常。

【诊断】双相情感障碍。

【辨证施治】

1. **辨证分型** 肝郁化火,脾虚湿蕴。

2. **治疗原则** 疏肝清火,健脾祛湿。

3. **处方** 丹栀逍遥丸合六君子汤加减。

炒酸枣仁12g,丹参15g,茯苓15g,合欢皮15g,大枣20g,石菖蒲15g,蜜远志15g,当归20g,荷叶15g,醋北柴胡15g,醋香附15g,天麻15g,莲子20g,炙黄芪30g,百合15g,熟地黄20g,炒白术20g,法半夏15g,陈皮10g,炙甘草10g。

每剂2日,每日3次,每次150mL,水煎服。

【心理疗法】①家庭治疗;②支持疗法。

【西药治疗】现服用丙戊酸镁缓释片、盐酸舍曲林、米那普仑、喹硫平。

【按语】该患者以"情绪低落,偶有情绪急躁3年余"为主诉就诊,兴趣减退,急躁时欲打人毁物,2021年于云南省精神病医院诊断为"伴有躯体症状的中度抑郁发作,分离(转换)性障碍"。患者只有11岁,但是也出现了较为明显的双相情感障碍,此类情况一般和家庭成员关系不和睦,或者学习压力过大,或者在学校同学之间关系紧张,甚至遭遇语言暴力等有密切关系,采取心身同调的治疗方法较为适宜,在心理治疗上采取家庭疗法和支持疗法,以调节情绪和行为。现偶有情绪低落欲哭,后感胸闷气短,手抖,头晕欲动,双目上翻,纳可,眠浅易醒,入睡困难,偶感恐惧,二便调。中医诊断为肝郁化火,脾虚湿蕴,以丹栀逍遥丸加六君子汤加减治疗,醋北柴胡、醋香附疏肝解郁行气;酸枣仁、丹参、茯苓、合欢皮、大枣、石菖蒲、蜜远志、当归、百合、熟地黄滋补心肝阴血,安神定志助眠;荷叶、炒白术、法半夏、陈皮、炙甘草、黄芪益气健脾,升阳除湿。短期内再加上一些西药控制病情,中西医协同,心身同调。

六、神经性耳鸣

案例

李某; 性别:男; 年龄:53岁; 职业:职员

【主诉】反复双耳耳鸣1年余。

【现病史】患者诉平素工作压力大,1年前无明显诱因出现耳鸣,以"嗡嗡声"为主,伴耳部回声,工作时无明显症状,休息时自觉耳鸣、耳部低回声加重,先后于多个西医院就诊,行相关检查提示无器质性病变,口服甲钴胺片、尼麦角林胶囊、维生素 B_6 片等治疗,症状未见明显改善,遂寻求中医治疗,于 2021 年 7 月 17 日至昆明圣爱女子馆就诊。刻下症见双耳耳鸣,伴耳部回声,声音低缓,心烦易怒,焦虑不安,夜间或休息时明显,时心悸,神疲乏力,口燥咽干,纳一般,因耳鸣心烦难以入睡,大便干,小便调。

【婚育史】已婚。

【体征】舌红少津,苔薄白,脉细弦。

【西医相关检查】未见明显异常。

【诊断】神经性耳鸣。

【辨证施治】

1. **辨证分型** 肝肾阴虚。

2. **治疗原则** 滋阴降火,补益肝肾。

3. **处方** 知柏地黄汤加减。

黄柏 10g,牡丹皮 15g,山药 20g,酒萸肉 15g,枸杞子 15g,盐泽泻 15g,茯苓 20g,盐知母 15g,麦冬 12g,熟地黄 15g,女贞子 15g,墨旱莲 10g,炒柴胡 15g,香附 15g,酒黄芩 10g,当归 20g,炒栀子 10g,酸枣仁 12g,白术 15g,法半夏 12g,陈皮 15g,甘草 5g。

每剂 2 日,每日 3 次,每次 150mL,水煎服。

【心理疗法】①支持疗法;②音乐疗法。

【西药治疗】现服用黛力新(每日晨起空腹口服 1 粒)。

二诊:耳鸣减轻。髓海难填,滋阴最慢,嘱其守方续服,冀收功到自成之效。

【按语】患者平素工作压力大,久劳而致肾虚,加之久病,耗伤肝阴,肝肾阴亏,精气萎弱,不能上盈耳窍,清窍失养,致耳之玄府闭塞,发为耳鸣。《灵枢·海论》云:"髓海不足则脑转耳鸣,胫酸眩冒,目无所见,懈怠安卧。"《卫生宝鉴》也说:"夫肾为足少阴之经而藏肾气,通于耳。耳者,宗脉之所聚也……若劳伤气血,兼受风寒,损于肾脏而精脱,精脱则耳聋也。"肝肾阴虚是导致耳鸣的主要病机之一,肾开窍于耳,肾精足则耳聪敏,肾精虚则耳鸣,故耳鸣的发生与肝肾阴虚存在直接联系。肾为水火之脏,本应既济以并存,真阴亏虚,则相火亢盛而生虚火、虚热之证。治当滋阴降火、补益肝肾。知柏地黄汤中知母滋阴降火;黄柏清热坚阴;熟地黄滋阴补肾,填精益髓;酒萸肉补益肝肾、收敛固精;山药双补脾肾、收涩固精;牡丹皮清泄虚热,并制山萸肉之温涩;泽泻利湿而泻肾浊,并能防熟地黄之滋腻;茯苓淡渗脾湿,并助山药之健运,与泽泻共泻肾浊,助真阴得复其位。方中加枸杞子、女贞子、墨旱莲补益肝肾、滋阴养血;麦冬养阴清热;当归养血和血;栀子清肝泻火;白术、甘草益气健脾;半夏燥湿和胃;柴胡、香附疏肝解郁。足少阳胆经绕耳轮,故又以柴胡、黄芩配伍和解少阳。诸药合用,肝肾得养,虚火得降,气血调和,同时配合心理疗法,故而收效。

七、神经性呕吐

案例一

王某；　性别:女；　年龄:16 岁；　职业:学生

【主诉】反复呕吐 1 年。

【现病史】患者因体重超标减肥 2 年,体重由 76kg 降至 55kg,身高 162cm,现因担心肥胖反弹,采用食后自行催吐方法,伴有神疲乏力,情绪低落,兴趣减退,已休学在家,过度追求完美,自尊心较强,少寐多梦,四肢不温。

【婚育史】未婚。

【体征】舌淡苔薄白,脉弦。

【西医相关检查】未见明显异常。

【诊断】神经性呕吐。

【辨证施治】

1. **辨证分型** 肝脾不和,气血亏虚。

2. **治疗原则** 调和肝脾,益气补血。

3. **处方** 逍遥散合六君子汤、四物汤加减。

当归20g,川芎15g,熟地黄20g,赤芍15g,鸡血藤15g,益母草15g,阿胶10g,菟丝子20g,枸杞子15g,续断15g,杜仲20g,桑寄生20g,北柴胡15g,香附15g,炒麦芽30g,炒稻芽30g,苍术20g,白术20g,陈皮20g,焦神曲20g,莲子20g,菊花15g,甘草10g,炙黄芪30g,党参20g。

每剂2日,每日3次,每次150mL,水煎服。

【心理疗法】①支持疗法;②移精变气法;③音乐疗法。

【西药治疗】黛力新。

【按语】神经性呕吐指一组自发或故意诱发反复呕吐的精神障碍,呕吐物为刚吃进的食物。常在精神紧张或情绪不佳时发生。该病无明显器质性病变,多数无怕胖的心理和减轻体重的愿望,少数患者有害怕发胖和减轻体重的想法,但体重无明显减轻。七情内伤,肝郁气滞,克伐脾土,脾失健运,气血生化乏源,血不养心,心神不安。故《诸病源候论》说:"思虑烦多则损心。"治当调和肝脾,益气补血。逍遥散中柴胡疏肝解郁,条达肝气;与补血和血之当归同用,补肝体而助肝用,使血和则肝和,血充则肝柔;白术、甘草健脾益气,非但实土以御木侮,且使营血生化有源。四物汤中熟地黄甘温味厚质润,长于滋养阴血,补肾填精,为补血要药;当归甘辛温,为补血良药,兼具活血作用,且为妇科调经要药;白芍易为赤芍,活血散瘀;川芎活血行气。四君子汤中参、术、草益气健脾;陈皮理气和胃,燥湿化痰,与大量益气健脾药配伍,复中焦运化之功,又能防大量益气补血药滋腻碍胃,使补而不滞,滋而不腻。方中加香附疏肝解郁;黄芪补气健脾;莲子健脾益气,养心益智;神曲、稻芽、麦芽消食和胃;益母草、鸡血藤活血调经;阿胶、枸杞子滋阴补血;菟丝子、续断、杜仲、桑寄生补益肝肾;苍术燥湿健脾;菊花清热平肝。诸药合用,肝郁得疏,脾运得健,肝脾调和,气血充盛,同时配合心理疗法,故而收效。

案例二

张某; 性别:女; 年龄:22 岁; 职业:在读大学生

【主诉】频繁呕吐 1 年多。

【现病史】患者一天呕吐数次,形体消瘦,食少恶心,大便泄泻,情绪焦虑,四肢抖动,心悸怔忡,口苦口干,面色萎白,月经不调,少寐多梦。缘于其父亲强迫其出国留学。

【婚育史】未婚。

【体征】舌淡苔白,脉沉细弦。

【西医相关检查】未见明显异常。

【诊断】神经性呕吐。

【辨证施治】

1. **辨证分型** 肝脾不和,胃气上逆。

2. **治疗原则** 疏肝健脾,降逆和胃止呕。

3. **处方** 小柴胡汤合香砂六君子汤、酸枣仁汤加减。

牡丹皮 15g,大枣 20g,炒酸枣仁 10g,合欢皮 15g,炒鸡内金

20g,焦山楂 20g,木香 15g,党参 20g,茯苓 20g,百合 15g,陈皮 12g,法半夏 12g,炒苍术 20g,莲子 20g,白术 20g,柴胡 15g,酒黄芩 10g,醋香附 15g,神曲 20g,炙黄芪 30g,丁香 6g。

每剂 2 日,每日 3 次,每次 150mL,水煎服。

【心理疗法】①家庭疗法;②支持疗法。

【西药治疗】艾司西酞普兰、奥氮平。

【按语】患者因其父亲强迫其出国留学,肝郁气滞,肝木乘脾,肝脾不和,胃气上逆而发病。肝主疏泄,性喜条达,当情志不遂时,肝郁气滞,故见情绪焦虑;肝郁乘脾,脾失健运,胃气上逆,故见面色萎白,形体消瘦,食少恶心,大便泄泻;脾虚气血化生不足,心失所养,故见心悸怔忡,少寐多梦;肝主筋,血虚不能濡养筋脉,故见四肢抖动;肝郁血虚,胞宫失养,故见月经不调。治宜疏肝健脾,降逆和胃止呕。方选小柴胡汤合香砂六君子汤、酸枣仁汤加减化裁。小柴胡汤和解少阳;香砂六君子汤益气健脾,燥湿行气化痰;酸枣仁汤养血安神,清热除烦。其中,柴胡、醋香附疏肝解郁;党参、炙黄芪、白术、茯苓、大枣益气健脾;炒酸枣仁、合欢皮、百合、莲子宁心安神;法半夏、陈皮、木香、丁香行气醒脾,降逆止呕;炒鸡内金、焦山楂、神曲消食和胃。诸药配伍,肝郁得疏,脾虚得健,胃逆得降,心神安宁,则肝脾不和,胃气上逆之神经性呕吐可愈。

第六节　泌尿系统心身疾病

一、神经性尿频

案例一

李某；　性别:女；　年龄:48 岁；　职业:农民

【主诉】尿急尿频 1 年。

【现病史】患者平时焦虑不安,情绪低落,心烦意乱,尿频尿急,无尿痛,夜尿 2～4 次,伴有头晕,胃脘胀闷,纳可,眠差多梦,早醒易惊,烘热盗汗;大便偏稀,日 1～2 次;面部色斑,绝经 1 年余。

【婚育史】已婚,育一女一男。

【体征】舌尖红,脉细弦

【西医相关检查】2023 年 11 月 20 日武定县妇幼保健院 B 超检查子宫双附件:内膜 0.2cm,子宫大小 5.5cm×3.8cm×2.5cm,左侧卵巢 1.3cm×0.7cm,右卵巢 1.4cm×0.7cm,双附件区未见明显异常回声。

静息状态测量:尿道周围未见明显液性暗区及异常回声团,膀胱尿道后角 92°,尿道倾斜角−17°,膀胱颈位于参考线上 23.9mm,子宫最低点距阴道外口约 44.8mm,直肠壶腹部未见明显下降。

提示:①产后子宫;②膀胱尿道后角开放,膀胱轻度膨出,膀胱劲移动度增大;③子宫脱垂(轻度);④未见直肠膨出。

【诊断】神经性尿频(淋证)。

【辨证施治】

1. 辨证分型 湿热下注,肝脾不和。

2. 治疗原则 清利湿热,调和肝脾。

3. 处方 八正散合导赤散、逍遥散加减。

萹蓄 20g,瞿麦 20g,滑石 15g,炒车前子 20g,木通 15g,当归 20g,生地黄 15g,竹叶 10g,甘草 6g,炒白术 20g,党参 20g,茯苓 20g,陈皮 15g,柴胡 15g,焦山楂 20g,炒薏苡仁 30g,法半夏 12g,炒麦芽 30g,焦谷芽 30g。

每剂 2 日,每日 3 次,每次 150mL,水煎服。

【心理疗法】①家庭疗法;②音乐疗法。

【西药治疗】黛力新。

【按语】该患者以尿频尿急 1 年就诊,属于中医淋证之热淋范畴。巢元方在《诸病源候论·诸淋病候》中指出:"诸淋者,由肾虚而膀胱热故也。""热淋者,三焦有热,气搏于肾,流入于胞而成淋也。"历代医家认为淋证的病因主要有外感湿热、饮食不节、情志失调、禀赋不足等,其主要病机为湿热蕴结下焦,肾与膀胱气化不利所致。肾与膀胱脏腑表里相关,经脉相互络属,共主水道,司决渎。若湿热下注,蕴结于下焦,影响肾与膀胱气化功能,则成为淋证,出现尿频尿急,夜尿频。同时,该患者平时尚有焦虑不安、情绪低落、心烦意乱、胃脘胀闷、眠差多梦、早醒易惊、烘热盗汗等症状,此属肝郁阴虚,肝脾不调之证。故治疗以清热利湿,调和肝脾为主。方中八正散为治疗热淋的代表方,主要由萹蓄、瞿麦、滑石、车前子、木通等药物组成,重在清热利湿、利水通淋,使湿热之邪从小便而去;导赤散主要由生地黄、木通、竹叶、甘草组成,重在清心除烦、利水养阴,可达滋阴壮水以制火之效;逍遥散主要由柴胡、当归、白术、茯苓、甘草等组成,重在疏肝养血、健脾益气;又加入党参、半夏、陈皮、山楂、谷麦芽、薏苡仁等,加强健脾祛湿和胃之功。全方清热利湿以治标,调和肝脾以治本,诸药合用,使湿热祛,肝脾调,诸症可愈。

案例二

廖某; 性别:女; 年龄:71岁; 职业:农民

【**主诉**】尿频、尿急、尿痛半月余,加重1周。

【**现病史**】半月前无明显诱因出现尿频、尿急、尿痛,小便每日20~30次,色黄,伴灼热、刺痛,有时可见血尿,大便正常,少腹胀满疼痛,烦躁易怒,口苦口黏,胸胁胀闷,情绪不佳时尤甚,自服"三金片",症状缓解不明显,近1周来上述症状加重,为进一步诊疗遂来就诊。

【**婚育史**】已婚。

【**体征**】舌质暗红,可见瘀点,脉弦细。

【**西医相关检查**】2023年10月11日师宗县中医医院尿常规:白细胞716.0μL,电导率2.0Ms/cm,比重1.005,白细胞(酯酶)(+++),隐血(+++)。尿路感染信息:尿路感染。

【**诊断**】神经性尿频(淋证)。

【**辨证施治**】

1. **辨证分型** 肝胆郁热证。

2. **治疗原则** 疏肝理气,清热通淋。

3. **处方** 丹栀逍遥散合石韦散加减。

当归20g,芍药15g,柴胡15g,白术20g,茯苓20g,甘草10g,薄荷15g,牡丹皮15g,山栀10g,石韦10g,瞿麦15g,木通15g,桑白皮 15g,陈皮 15g。

每剂 2 日,每日 3 次,每次 150mL,水煎服。

【心理疗法】①家庭疗法;②音乐疗法。

【西药治疗】予氧氟沙星抗菌治疗,连用 3 天,后复查尿常规。

【按语】患者因"尿频、尿急、尿痛半月余,加重 1 周"前来就诊,其小便可达每日 20~30 次,色黄,伴灼热刺痛,有时可见血尿,少腹胀满疼痛,西医小便常规检验示尿路感染,具有因尿路感染所致尿路刺激征之症状,如尿频、尿急、尿痛等症,从中医角度来看,具有尿频、尿急、尿痛等症的疾病被称为"淋证"。淋证之起,大多因乎热者,如《丹溪心法·淋》中有云:"淋有五,皆属乎热。"《景岳全书·淋浊》中亦云:"淋之初病,则无不由乎热剧。"湿热下注是常见的引起淋证的病因。湿为阴邪,其性趋下,湿邪常常与热邪相合下注膀胱,阻遏膀胱气化功能,从而引起尿急尿频等症。尿路属足厥阴肝经所绕行之处,湿热下注肝经,阻遏肝经经脉气血,日久必致肝气抑郁不疏,肝气郁久化火,势必影响情志活动,肝在志为怒,所以会导致患者出现烦躁易怒,肝经布胸胁,肝气不疏,所以会导致胸胁胀闷之感,肝火湿热上逆,所以会导致患者出现口苦口黏之症,湿热下注尿路,烧灼阴络,致阴络出血,故可时见尿血之症。凡此种种,结合患者之舌质暗红,可见瘀点,以及脉弦细的舌、脉象来看,当为肝胆郁热、湿热下注之证,是故治当疏肝理气、清热通淋,故拟具有清肝泻火、疏肝理气之功的丹栀逍遥散配合清热利湿通淋的石韦散加减治之,同时配合心理治疗,从而获得良效。

案例三

詹某; 性别:女; 年龄:56 岁; 职业:农民

【主诉】尿频、尿急 2 年。

【现病史】近 2 年来尿频尿急,伴潮热盗汗,急躁易怒,头晕耳鸣,严重影响生活质量,曾至某医院就诊,行小便常规检验,诊断为"尿路感染",予三金片,每次 3 片,每日 3 次,症状缓解,其间上述症状反复发作。52 岁绝经,现为进一步诊治,遂来就诊。

【婚育史】已婚。

【体征】舌质红,苔薄黄,脉细数。

【西医相关检查】2023 年 12 月 1 日会泽县中医医院尿常规检查:白细胞 248.9/μL,上皮细胞计数 40.3/μL,细菌计数 903.30/μL,细菌(高倍视野)9.03/mL。尿路感染信息:尿路感染。

【诊断】神经性尿频(淋证)。

【辨证施治】

1. 辨证分型 肾阴不足,湿热留恋。

2. 治疗原则 滋阴益肾,清热通淋。

3. 处方 知柏地黄丸加减。

知母 15g,黄柏 15g,熟地黄 15g,山药 15g,茱萸 10g,泽泻 20g,茯苓 30g,牡丹皮 15g,麦冬 10g,女贞子 15g 枸杞子 15g。

每剂 2 日,每日 3 次,每次 150mL,水煎服。

【心理疗法】①家庭疗法;②音乐疗法。

【西药治疗】无。

【按语】本案患者以"尿频、尿急两年"为主诉求诊,在西医处行小便常规检验示尿路感染,应可诊断为尿路感染合并神经性尿频。该患者之疾病从中医角度来看当属"淋证",淋者,小便淋漓不尽之意也,也就是说淋证患者当以"尿频、尿急"等症为其主症也。从西医角度来看,引起本案患者尿频、尿急等症的病因在于尿路感染,是由于尿路感染所引起的尿路刺激征;从中医角度来看,乃湿热之邪下注膀胱,膀胱气化失司故也。然此湿热之邪非外感之邪也。患者年近六旬,乃肾气虚衰,天癸已尽之年,《素问·灵兰秘典论》有云:"膀胱者,州都之官,津液藏焉,气化则能出矣。"肾气能正常助膀胱气化水液,则排尿正常,自无尿频、尿急诸症。本例患者正因肾气虚亏,水湿内生,阴虚内热,湿热下注留恋而致,是故其除"尿频、尿急"诸症而外,尚见"潮热盗汗,急躁易怒,头晕耳鸣"等症,而这些症状正是肝肾阴虚所致之症也,肾阴亏虚,虚火内烁,营阴不能内守,是故出现潮热盗汗之症,肝肾同源,肾阴亏虚累及肝阴,导致肝阴不足,虚火上扰头目,从而导致头晕目眩之症,肝阴虚则虚火旺,是故出现急躁易怒之症。综上所述,结合患者舌脉之象,不难判断其所患为"肾阴不足,湿热留恋"之证,而治当以滋阴益肾、清热通淋之法,是故采用具有滋阴益肾清热之功的知柏地黄丸为主,结合心理疗法而治之,从而收到良效,这正是"善治者治其本,不善治者治其标"之意也。

案例四

陈某; 性别:女; 年龄:50 岁; 职业:职员

【主诉】小便频,伴腰膝酸软 1 个月余。

【现病史】1 个月前无明显原因出现小便频数,滞涩疼痛,小便黄赤浑浊,腰膝酸软,手足心热,偶头晕耳鸣,神疲乏力,形体肥胖,早醒易惊,少寐多梦,大便正常。

【婚育史】已婚。

【体征】舌质红,少苔,脉细数。

【西医相关检查】未见明显异常。

【诊断】神经性尿频(淋证)。

【辨证施治】

1. 辨证分型 阴虚火旺,湿热蕴结。

2. 治疗原则 滋阴降火,利尿通淋。

3. 处方 知柏地黄丸加减。

知母 15g,黄柏 10g,熟地黄 15g,山药 15g,山茱萸 10g,泽泻 10g,茯苓 20g,牡丹皮 15g,酸枣仁 10g,莲子 10g,车前子 15g,木通 15g,煅龙骨 20g,煅牡蛎 20g。

每剂 2 日,每日 3 次,每次 150mL,水煎服。

【心理疗法】①家庭疗法;②音乐疗法。

【西药治疗】无。

【按语】患者无明显原因出现小便频数、滞涩疼痛、小便黄赤浑浊等症,属于中医热淋之范畴。此病的病因病机多由下焦湿热,肾与膀胱气化不利所导致。由于肾为水脏,寓有元阴、元阳,与膀胱互为表里,可主持人体水液代谢。若肾虚,则肾中阳气失于蒸腾疏泄,故水液代谢失常,出现小便不利或小便频多。同时,心肾两脏经气相通,生理上二者常常相交互济,病理上则相互影响。心居上焦属阳,五行属火;肾位于下焦属阴,五行属水,心肾之间维持着升降相因、水火互济的关系。朱丹溪在《格致余论·相火论》中提出:"人之有生,心为之火,居上;肾为之水,居下,水能升而火能降,一升一降,无有穷已,故生意存焉。"

该患者已年过半百,则肝肾阴虚,精血不足,相火妄动,故出现腰膝酸软、手足心热、头晕耳鸣、早醒易惊、少寐多梦等症。其舌质红少苔、脉细数也是阴虚火旺之象。笔者辨证施治,以知柏地黄丸加减治疗。方中知母、黄柏滋阴清热,以制相火;熟地黄滋阴补肾,填精益髓;山药、山茱萸滋补肝脾肾三阴,兼以固精;由于肾为水火之宅,肾虚则水泛,阴虚则火动,故以泽泻利湿泄浊;茯苓健脾利水渗湿;牡丹皮清泻相火;加入莲子、车前子、木通增强清心利水通淋之功;加酸枣仁、煅龙骨、煅牡蛎加强养血补心、镇心安神之作用。全方用药合理,配伍严谨,心肝脾肾同治,使"君火以明,相火以位",诸症皆愈。

二、排尿障碍

案例

段某; 性别:男; 年龄:38岁; 职业:艺术家

【**主诉**】尿频、尿急、尿痛3年。

【**现病史**】患者无明显诱因出现尿频、尿急、尿痛,严重时影响工作和生活。西医检查未见明显异常,服用各种抗生素无效。患者于4年前谈一女友,女友向患者多次借款达60余万元。后提出分手,迄今仍未还其借款。患者为钢琴老师,平素为人诚实,善良勤劳。现伴有少寐多梦,全身湿疹。

【**婚育史**】未婚。

【**体征**】舌红苔黄,脉细弦数。

【**西医相关检查**】未见明显异常。

【**诊断**】排尿障碍(淋证)。

【**辨证施治**】

1. **辨证分型** 肝郁化火,湿浊下注。

2. **治疗原则** 疏肝清热,利湿化浊。

3. **处方** 龙胆泻肝汤加减。

龙胆 10g,黄芩 10g,栀子 10g,车前子 10g,泽泻 15g,通草 10g,柴胡 15g,郁金 10g,茯苓 15g,当归 15g,薄荷 15g,瞿麦 15g,莲子 20g,酸枣仁 10g,合欢皮 15g,甘草 6g。

每剂 2 日,每日 3 次,每次 150mL,水煎服。

【心理疗法】①支持疗法;②气功疗法。

【西药治疗】艾司西酞普兰。

【按语】患者以尿频、尿急、尿痛 3 年就诊,西医检查未见明显异常,中医认为此病属于中医淋证范畴,临床上以小便频数短涩、淋沥刺痛、小腹拘急隐痛为主要特征。《黄帝内经》中最早提出淋之名称,《素问·六元正纪大论》称本病为"淋秘"。淋者,淋沥不尽;秘者,不通之意也。巢元方在《诸病源候论·诸淋病候》中指出:"诸淋者,由肾虚而膀胱热故也。"其病因病机多由外感湿热、饮食不节、情志失调、禀赋不足或劳伤久病等影响肾与膀胱气化功能。该患者发病原因明显与情志失调有关,由于患者和前女友发生经济纠纷,长期肝气郁结,郁而化火,则气火郁于膀胱,导致机体水液代谢失常,水湿内停,湿热郁于肌肤则出现湿疹,下注于膀胱则出现小便急、短、涩、痛。故治疗以疏肝清热、利湿化浊为主。方中龙胆大苦大寒,既能泻肝胆实火,又能利肝经湿热,泻火除湿;黄芩、栀子苦寒泻火、燥湿清热,加强君药泻火除湿之力;泽泻、茯苓、通草、车前子、瞿麦渗湿利水通淋,导湿热从水道而去。肝乃藏血之脏,若为实火所伤,阴血亦随之消耗,故用当归、酸枣仁、莲子、合欢皮养肝血,调肝郁,安心神,使邪去而阴血不伤。肝体阴用阳,性喜疏泄条达而恶抑郁,火邪内郁,肝胆之气不疏,故又用柴胡、郁金疏肝理气,加入薄荷可疏肝清热,透达肝经郁热。诸药合用,切中病机,使火降热清,湿浊得利,小便自通。

三、神经性多尿症

案例

梁某；　性别:女；　年龄:51 岁；　职业:工程师

【主诉】反复出现尿频、尿急 4 年。

【现病史】患者丈夫 5 年前因涉及经济犯罪入狱,其后患者开始出现尿急、尿频,一天排尿次数 20～30 次不等。经西医检查无明显异常,伴有焦虑紧张,郁闷不乐,少寐多梦,喜太息,华发早白,耳鸣神疲,食少纳差,形体消瘦。已绝经 6 年,偶有乳房胀痛。

【婚育史】已婚,育一子。

【体征】舌淡红,苔薄白,脉细弦。

【西医相关检查】未见明显异常。

【诊断】神经性多尿症(尿频)。

【辨证施治】

1. 辨证分型　肝郁脾虚,肾虚不固。

2. 治疗原则　疏肝健脾,补肾缩尿。

3. 处方　四逆散合桑螵蛸散加减。

柴胡 15g,枳壳 15g,白芍 15g,黄芪 30g,党参 20g,白术 20g,茯苓 20g,桑螵蛸 15g,熟地黄 20g,山药 15g,山茱萸 10g,益智仁 10g,菟丝子 15g,远志 12g,菖蒲 10g,当归 10g,茯神 10g,酸枣仁 15g,合欢皮 15g,谷麦芽 30g。

每剂 2 日,每日 3 次,每次 150mL,水煎服。

【心理疗法】①认知疗法;②音乐疗法。

【西药治疗】曲唑酮、艾司唑仑。

【**按语**】患者自述因为家庭变故导致尿频、尿急反复发作4年，并伴有焦虑紧张、郁闷不乐、少寐多梦、喜太息等症，此属情志失调，肝郁气滞所致；肝郁日久则克伐脾土，脾虚不运，气血生化不足，故可见神疲食少，纳差，形体消瘦。肝藏血，发为血之余；肾藏精，其华在发，故肝肾亏虚，精血不足则华发早白。肾与膀胱相表里，肾虚则固摄无权，膀胱失约，气化不利，故小便频数。笔者以疏肝健脾、补肾缩尿法治之，选用四逆散合桑螵蛸散加减治疗。四逆散是疏肝理脾的基础方，方中柴胡疏肝解郁，升发阳气；白芍酸收敛阴，养血柔肝，与柴胡合用，以补养肝血，条达肝气；枳壳宽胸理气，与柴胡相配，一升一降，调畅气机，并奏升清降浊之效；黄芪、党参、白术、茯苓甘温益气健脾，使脾旺气血生化有源；熟地黄、山药、山茱萸滋阴补肾，固精缩尿；桑螵蛸、益智仁、菟丝子，温补肾阳，固精止遗；茯神、远志、菖蒲宁心安神，交通心肾；当归、酸枣仁、合欢皮养血调肝，解郁安神；谷麦芽疏肝和胃。以上诸药合用，使肝气条达，脾气健旺，肾气充足，固摄有权，诸症可愈。

第七节　风湿免疫系统心身疾病

一、系统性红斑狼疮

案例

李某；　性别:女；　年龄:25岁；　职业:自由职业

【主诉】红斑狼疮 4 年。

【现病史】面颊部蝶形红斑,伴有人乳头状瘤病毒(HPV)多型感染,先后 4 次恋爱,畏寒肢冷,月经量少,色暗,痛经并夹有血块,白带色黄质稠,性格内向,情绪低落,喜太息,腰膝酸软,少寐多梦。

【婚育史】未婚。

【体征】舌红少苔,脉弦数。

【西医相关检查】2023 年 10 月 8 日昆华医院 HPV 检测示: HPV 39、66、55 型阳性。

【诊断】系统性红斑狼疮。

【辨证施治】

1. 辨证分型　肾阴亏虚,肝气不疏。

2. 治疗原则　滋阴补肾,疏肝解郁。

3. 处方　消风散合知柏地黄丸、四逆散加减。

石膏 15g,当归 10g,生地黄 20g,龙胆 10g,紫苏叶 15g,防风 15g,炒牛蒡子 15g,紫草 15g,金银花 15g,薏苡仁 20g,酒女贞子 15g,墨旱莲 15g,牡丹皮 20g,赤芍 20g,炒麦芽 30g,知母 15g,玄参 15g,焦谷芽 30g,甘草 10g,醋柴胡 15g,醋香附 15g。

每剂 2 日,每日 3 次,每次 150mL,水煎服。

【心理疗法】①音乐疗法;②支持疗法。

【西药治疗】泼尼松。

【按语】系统性红斑狼疮是一种以致病性自身抗体和免疫复合物形成并介导器官、组织损伤的自身免疫病,临床常存在多系统受累表现。患者以"红斑狼疮 4 年"为主诉就诊。该病为自身免疫系统疾病,和诸多因素相关,如遗传、感染、内分泌、物理因素、免疫异常等。患者还患有 HPV 感染,说明自身免疫不足。从临床表现来看,患者有畏寒肢冷、月经量少、腰膝酸软等肾虚的表现。性格内向、情绪低落、喜太息为肝郁气结的表现;白带色黄质稠,为下焦湿热之征。舌红少苔、脉弦数为肝肾阴虚,肝郁化火之象。以消风散合知柏地黄合四逆散治疗。当归、生地黄、酒女贞子、墨旱莲滋阴补肾;石膏、龙胆、紫草、牡丹皮、赤芍、玄参、知母、牛蒡子清热泻火、凉血解毒;紫苏叶、防风疏风散邪;醋柴胡、醋香附疏肝解郁;炒麦芽、焦谷芽、甘草、薏苡仁健脾除湿。同时配以心理疗法的音乐疗法,疏肝解郁当用角调的音乐,如《江南好》曲目。还有支持疗法,患者久病,心情抑郁不舒,担心忧虑,如有家庭亲人的关爱和支持,当有助于疾病的康复。

二、高尿酸血症(痛风)

案例

何某;　性别:男;　年龄:29 岁;　职业:工程师

【主诉】尿酸升高:609μmol/L。

【现病史】患者工作压力较大,情绪烦躁,双足偶有疼痛,行走时加重,双手关节偶有隐痛,腰膝酸软,口干口渴,口中黏腻,少寐多梦,早醒易惊。平素喜食肥甘厚腻之物。

【婚育史】已婚。

【体征】舌红苔黄腻,脉弦数。

【西医相关检查】2023 年 6 月 17 日甘美医院肾功检验:UA 609μmol/L。

【诊断】高尿酸血症(痹证)。

【辨证施治】

1. **辨证分型**　肝肾亏虚,湿热痹阻。

2. **治疗原则**　补益肝肾,清热利湿,宣痹止痛。

3. **处方**　六味地黄丸合四妙丸加减。

熟地黄 20g,山药 15g,山茱萸 15g,泽泻 15g,茯苓 20g,猪苓 20g,车前子 20g,黄柏 15g,苍术 20g,牛膝 15g,薏苡仁 30g,秦艽 15g,杜仲 15g,桑寄生 15g,续断 20g,桑椹 15g,焦山楂 15g。

每剂 2 日,每日 3 次,每次 150mL,水煎服。

【心理疗法】①认知疗法;②情志疗法。

【西药治疗】黛力新。

【按语】患者以高尿酸血症就诊,平时由于工作压力较大,出现情绪烦躁、双足偶有疼痛、行走时加重、双手关节偶有隐痛等症,此病属于中医痹证之范畴。《素问·痹论》指出:"风、寒、湿三气杂至,合而为痹。"张仲景《金匮要略》中又将痹证分为湿痹、血痹、历节之名,其中历节病的临床特点与现代医学中的高尿酸症或痛风非常相近。中医认为痹证的发生与体质因素、气候条件、生活环境及饮食习惯等有密切关系,邪气痹阻经脉筋骨为其病机根本,病变常累及肌肉、筋骨、关节,甚至影响脏腑功能。该患者平素喜食肥甘厚腻之物,导致脾失健运,湿热痰浊内生,进而气血经脉痹阻不通,故出现四肢关节疼痛;湿热上扰心神,则出现口干口渴、口中黏腻、少寐多梦、早醒易惊等症;肝肾不足,筋脉失养,则出现腰膝酸软。笔者以补益肝肾、清热利湿法治疗,方中熟地黄、山药、山茱萸、桑椹滋阴补肾,填精益髓;泽泻、茯苓、猪苓、车前子清利湿热,以泄肾浊;苍术、黄柏、薏苡仁、秦艽清热燥湿,宣痹止痛;牛膝、杜仲、桑寄生、续断补肝肾,强筋骨,祛风湿,止痹痛。全方用药精当,配伍严谨,补益肝肾以治本,清热利湿以治标,使邪去正安,疼痛自止。

第二章

妇产科心身疾病

一、痛经

案例一

王某； 性别:女； 年龄:45 岁； 职业:公务员

【**主诉**】痛经 8 年,加重 1 年。

【**现病史**】行经腹痛,伴月经量多,色暗并夹有血块,平素工作压力大,情绪低落,喜太息,胸胁部胀满不舒,面色苍白,月经来潮时恶心欲呕,四肢不温,食纳不佳,大便泄泻。

【**婚育史**】已婚。

【**体征**】舌紫暗,脉细弦。

【**西医相关检查**】2023 年 8 月 14 日昆明医科大学第二附属医院 B 超检查:子宫内膜 1.2cm,子宫 10.4cm×8.1cm×8.0cm,形态饱满,略呈"球形",局部内膜回声不均匀,呈"栅栏征"改变;左卵巢 2.8cm×2.0cm,右卵巢 3.0cm×2.1cm。

【**诊断**】痛经。

【**辨证施治**】

1. **辨证分型** 瘀血内阻,冲任虚寒,肝郁气滞。

2. **治疗原则** 活血化瘀,温经散寒。

3. **处方** 少腹逐瘀汤合逍遥散加减。

阿胶 10g,当归 20g,熟地黄 15g,鸡血藤 15g,盐续断 15g,荔枝核 15g,桂枝 20g,炒麦芽 30g,甘草 10g,炙黄芪 30g,丁香 10g,木香 15g,炒白术 20g,苍术 20g,陈皮 15g,大枣 10g,广藿香 15g,柴胡 15g,郁金 15g。

每剂 2 日,每日 3 次,每次 150mL,水煎服。

【**心理疗法**】①支持疗法;②音乐疗法。

【**西药治疗**】无。

【**按语**】女子以血为本,月经周期依赖于血,该患者久病耗伤肾气,肾阳虚弱,冲任虚寒,阴寒内盛,温煦失司,无力推动血行,血行不运,而成血瘀;加之患者平素情志不遂,久而肝郁气滞,气郁则血行不畅,瘀血内阻于经脉,血不归经,阻滞胞宫,不通则痛,发为痛经。痛经的病位在冲任、胞宫,冲脉是"十二经脉之海"和"血海",任脉是"阴脉之海",经血的产生和正常运行有赖于冲任二脉。冲任不通,则经络、经气运行失畅,冲任失养则影响胞宫气血的充盈,则会产生经行腹痛。明代李梴《医学入门》中提到:"血滞瘀积于中,与日生新血相搏,则为疼痛。"《诸病源候论》曰:"妇人月水来腹痛者,由劳伤气血,以致体虚,受冷风之气……风冷与血气相击,故令痛也。"血络之中瘀血阻滞,致使胞宫、胞脉受损,胞宫藏泄功能失司,经血外溢于血脉之外,积蓄于胞宫之中,久之不去而成瘀血,此类离经之血积滞,可使气血之道阻塞,使"不通则痛",而为腹痛。瘀血又会使新血不生,影响正常的气血运行,瘀血留滞过多,导致出血难止,故经量增多,经血夹瘀;经血量多则气血亏虚,故面色苍白;气随血脱,温煦失司,故四肢欠温;木郁克土,脾虚失运,脾胃受纳失司,脾胃升降失司,故行经时恶心欲呕、食纳不佳;脾虚失运,大肠传导失司,故大便泄泻。本病当以活血化瘀、温经散寒为本,疏肝理气为标。方中当归、鸡血藤活血补血、调经止痛,阿胶补血止血,荔枝核理气止痛、温经散寒,桂枝温通经脉,丁香温中行气、补肾助阳;广藿香温中止呕;柴胡、木香、郁金疏肝解郁,炙黄芪、炒白术、苍术、陈皮燥湿健脾益气,炒麦芽消积化滞和中,熟地黄补肾滋阴,盐续断补肾止崩,甘草、大枣缓急止痛、调和诸药。诸药合用,共奏活血化瘀、温经散寒、疏肝解郁、理气止痛之效。

案例二

李某;　性别:女;　年龄:16 岁;　职业:学生

【主诉】月经来潮时,疼痛难忍。

【现病史】行经腹痛,月经色暗并夹有血块,畏寒肢冷,高一学生,追求完美,自尊心强,学习压力过大,少寐多梦,早醒易惊,华发早脱,面部痤疮。食后腹胀,情绪低落,心悸胸闷。

【婚育史】无。

【体征】舌紫暗,脉细弦。

【西医相关检查】未见明显异常。

【诊断】痛经。

【辨证施治】

1. 辨证分型　冲任虚寒,瘀血内阻,肝气不疏。

2. 治疗原则　活血祛瘀,温经散寒。

3. 处方　少腹逐瘀汤合四逆汤加减。

白术 20g,茯苓 20g,木香 20g,香附 15g,鸡内金 20g,陈皮 15g,苍术 20g,当归 20g,川芎 15g,熟地黄 15g,延胡索 15g,柴胡 15g,党参 20g,莲子 15g,荔枝核 15g,炒酸枣仁 10g,薏苡仁 20g,法半夏 12g,阿胶 12g,赤芍 15g,大枣 20g,干姜 6g,通草 10g,桂枝 20g。

每剂 2 日,每日 3 次,每次 150mL,水煎服。

【心理疗法】①支持疗法;②音乐疗法。

【西药治疗】无。

【按语】患者以"月经来潮时,疼痛难忍"为主诉就诊,经问诊后可诊断为痛经。患者为高一学生,平素学习压力大,受父母及学校老师期望过高,追求完美,再加之自尊心强,不轻易接受失败,从而导致情绪低落,肝气不疏,肝主升发疏泄的功能无法正常运行,致使血液运行不畅则为瘀血;肝主疏泄,肝木克脾土,使脾气失运,进而导致脾胃功能受损,出现食后腹胀等症状;情志不畅,进而引起冲任失调,寒气郁滞于腹中。本病之本在肝,常累及脾、肾、心等脏。笔者基于对该患者相关症状及病因病机的分析,特采用少腹逐瘀汤活血祛瘀、温阳散寒、调经止痛,联合四逆汤温中祛寒、补益阳气加减治疗。在该方药基础上配伍使用柴胡疏肝解郁、理气活血;白术、茯苓健脾益气;香附、陈皮理气解郁、调经止痛;荔枝核疏肝理气、散寒止痛;木香行气止痛;鸡内金健胃消食;莲子、炒酸枣仁宁心安神、健脑益智;使用补虚药熟地黄、党参、大枣、阿胶补益气血;苍术、薏苡仁合用以健脾化湿,借苍术之温燥,通化湿邪之郁阻;取薏苡仁之凉淡,清利湿郁之热蕴;通草通经脉、畅血行,和大枣同用补血养血;桂枝温通经络、疏散寒气。诸药合用,共同发挥活血祛瘀、温经散寒之功效,主治冲任虚寒,瘀血内阻,肝气不疏。除此之外,笔者在内服汤药的基础上,也十分注重对患者的心理疏导,尤其该患者正处在青春期及一个重要学习阶段,心理调摄就显得举足轻重。笔者采取支持疗法,给予患者安慰、鼓励,帮助患者正确认识、对待自身疾病以积极配合医生治疗;采取音乐疗法,特别是以角调式乐曲为主,进一步疏调患者肝郁气滞等引起的诸症。心身同治,疗效显著。

案例三

李某; 性别:女; 年龄:31岁; 职业:农民

【主诉】行经腹痛。

【现病史】行经腹痛严重,体内安置曼月乐环后无缓解,腹痛难忍,情绪焦虑,纳少,眠浅。白带量多,色黄,腥臭味,呈豆腐渣样,外阴瘙痒,下腹疼痛,白带有血丝,腰部酸痛。长期在田中耕种臭参。末次月经(LMP)2023 年 9 月 18 日。

【婚育史】已婚,已育。

【体征】舌淡暗,苔薄白,脉细数。

【西医相关检查】2023 年 9 月 2 日寻甸县中医医院 B 超检查:子宫内膜 0.9cm,子宫 7.4cm×5.9cm×4.7cm,左卵巢 2.8cm×2.2cm,右卵巢 3.1cm×2.3cm。

提示:子宫及双附件未见明显异常。

2023 年 9 月 20 日寻甸县中医医院性六项检查示:孕酮(P)0.34ng/mL,卵泡刺激素(FSH)9.417mIU/L,催乳素(PRL)316.582 UIU/mL,余项未见异常。

【诊断】痛经。

【辨证施治】

1. 辨证分型 肝郁气滞,寒凝血瘀。

2. 治疗原则 疏肝理气,散寒化瘀。

3. 处方 桃红四物汤合逍遥丸加减。

红花 10g,当归 20g,川芎 15g,鸡血藤 15g,益母草 15g,熟地黄 15g,桃仁 10g,阿胶 10g,赤芍 20g,丁香 5g,香附 15g,木香 10g,广藿香 10g,法半夏 10g,陈皮 10g,蒲公英 10g,连翘 10g,野菊花 10g,大枣 10g,荔枝核 10g,桂枝 10g,醋延胡索 15g,甘草 10g。

每剂 2 日,每日 3 次,每次 150mL,水煎服。

【心理疗法】①认知疗法;②支持疗法。

【西药治疗】无。

【按语】该患者以"经行腹痛"为主诉,诊为痛经。古人云"女子以肝为先天",是因女子经、带、胎、产皆以肝气为基础,肝血为支柱。《傅青主女科·调经》云:"经欲行而肝不应,则抑拂其气而痛生。"肝气郁滞,不通则痛,故见痛经。冲任二脉皆起源于胞宫,《傅青主女科·调经》云:"夫寒湿乃邪气也,妇人有冲任之脉居于下焦……经水由二经而出,而寒湿满二经而内乱,两相争而作疼痛。"寒邪凝滞,客于胞宫或血脉之中,亦可发为痛经。该患者常年劳作,过于劳累,且不能充分休养,耗气伤精,损伤肝血,肝气不疏,情志郁结,故见少腹疼痛,情绪焦虑;气机升降失常,影响脾胃,脾失健运,湿浊下注,故见白带量多,外阴瘙痒;气郁化火,则见白带色黄,气味腥臭;肝主藏血,肝气郁结,藏血失司,故见白带中夹有血丝。气为阳,血为阴,气能行血,气机郁滞,阳气不能升发,血行亦不畅,日久则阳气不足,寒邪内生,瘀血内阻,故见经行腹痛;瘀血停滞于腰腹,则腰腹疼痛。因此,以疏肝理气、散寒止痛为治疗大法。方中桃仁、红花、川芎入肝经,能活血祛瘀;鸡血藤、益母草、赤芍能活血祛瘀,调经止痛;当归、熟地黄、阿胶能补血活血,滋阴填精;连翘、野菊花能清肝经之郁热;丁香、香附、木香、荔枝核疏肝解郁,散寒止痛,行气活血;醋延胡索主入肝经,行气活血止痛;法半夏、陈皮、广藿香祛湿行气;桂枝温经散寒;大枣、甘草补中益气,且甘草能缓急止痛,调和诸药。诸药合用,有疏肝解郁、行气化瘀、滋阴养血、散寒止痛之功效。此外,笔者重视心理疏导,常采取心理疏导之法,心身同治,方能事半功倍。

二、闭经

案例一

李某； 性别:女； 年龄:18 岁； 职业:学生

【**主诉**】闭经。

【**现病史**】反复闭经,有多囊卵巢综合征,胸胁胀满不舒,头晕目眩,面部痤疮,皮肤暗沉,异地恋爱,经常怀疑男朋友,性格内向,情绪低落,食纳不佳,失眠多梦。

【**婚育史**】未婚。

【**体征**】舌淡苔白,脉细弦。

【**西医相关检查**】2023 年 12 月 3 日云南省第二人民医院 B 超:子宫内膜 0.4cm,子宫 5.6cm×3.8cm×3.6cm,左卵巢 3.5cm×2.1cm,右卵巢 2.8cm×1.7cm。

提示:双侧卵巢呈多囊样改变,卵泡较大者直径约 0.5cm。

【**诊断**】闭经。

【**辨证施治**】

1. 辨证分型　肝郁化火,气血瘀滞。

2. 治疗原则　疏肝泻火,活血化瘀。

3. 处方　四物汤合丹栀逍遥散加减。

当归 20g,川芎 15g,熟地黄 20g,鸡血藤 15g,蒲公英 10g,茯苓 20g,炒苍术 20g,陈皮 15g,赤芍 15g,续断 20g,连翘 10g,焦山楂 10g,菊花 15g,丹参 15g,益母草 15g,甘草 10g。

每剂 2 日,每日 3 次,每次 150mL,水煎服。

【**心理疗法**】①认知疗法;②支持疗法。

【西药治疗】无。

【按语】患者性格敏感,多忧善虑,加之异地恋爱,无安全感,性格内向,无以宣泄,所以肝气郁结不畅,向上蕴阳化火,发为痤疮,向下耗肝阴血,导致闭经。《金匮要略·卷上·脏腑经络先后病脉证》言:"夫治未病者,见肝之病,知肝传脾,当先实脾,四季脾王不受邪,即勿补之。"肝木克伐脾土,故见食纳不佳;气血无以化生,上无以荣养头目,故见头晕目眩,下无以荣养胞宫,则见闭经。故本病首先在心肝,继则累及脾肾,病性属实,选用四物汤加丹栀逍遥散,治以疏肝泻火,活血化瘀。方中当归、川芎、赤芍、熟地黄四味药,取被称为"补血第一方"的四物汤之义,改白芍为赤芍,活血之力增强,取补血活血、调理冲任之功,治血虚瘀滞之标;蒲公英、菊花、连翘清肝泻火除烦;丹参清热凉血,益母草活血调经,茯苓、炒苍术、陈皮、焦山楂健脾益气开胃;续断补肝肾调血脉,甘草调和诸药,治肝郁化火、耗血伐脾之本。中医认为,情志过激引起机体的气血失和、脏腑功能紊乱,由此产生的以气滞、气逆为主的气机失调,是抑郁症发病的基本病机。中医药善长对身心整体功能状态的调理,对于抑郁症的治疗,也总结出了不少有效、安全的综合治疗方法。患者在生活中宜放松身心,不断适应变化的环境,并根据自己的能力、兴趣、爱好做自我调节,除了要克服个性的弱点外,还需要恢复人际接触和交流。良好的人际关系和家庭环境有助于恢复患者的自尊和自我价值,能很快地摆脱消极情绪的困扰。在良好的情绪中积极主动锻炼,以舒筋活血、疏肝理气、调节情志,使疾病逐渐痊愈。

案例二

易某; 性别:女; 年龄:24 岁; 职业:学生

【主诉】停经 2 个月余。

【现病史】闭经 2 个月,月经稀发,末次月经(LMP)2023 年 10 月 5 日,面部痤疮,情绪低落,少寐多梦。其父母从结婚起一直关系不和,长期吵架,现父亲搬外居住,父母分离。

【婚育史】未婚。

【体征】舌红苔黄,脉弦数。

【西医相关检查】2023 年 12 月 9 日云大医院 B 超:子宫内膜 1.4cm,子宫 8.7cm×6.6cm×5.1cm,左卵巢 3.0cm×1.7cm,右卵巢 3.2cm×2.0cm。

【诊断】闭经。

【辨证施治】

1. 辨证分型　肝郁血虚,气滞血瘀。

2. 治疗原则　疏肝健脾,活血化瘀。

3. 处方　桃仁四物汤合丹栀逍遥散加减。

牡丹皮 15g,当归 20g,熟地黄 20g,赤芍 15g,鸡血藤 10g,益母草 10g,炒酸枣仁 12g,大枣 10g,丹参 10g,茯苓 20g,阿胶 10g,柴胡 15g,香附 15g,莲子 20g,天麻 15g,菟丝子 20g,桑寄生 15g,炒麦芽 30g,炒谷芽 30g,甘草 10g。

每剂 2 日,每日 3 次,每次 150mL,水煎服。

【心理疗法】①认知疗法;②移精变气疗法。

【西药治疗】无。

【按语】患者的父母从结婚起一直关系不和,长期吵架,患者从小就缺乏父母关爱。现父亲搬外居住,父母分离,无人倾诉,情绪更加低落,使得肝气郁滞,肝失条达。肝主疏泄,可畅达全身气机,促进血液运行,使其畅达而无瘀滞。经血的运行需要气的推动,肝的疏泄功能正常,气机调畅,方可使脉道通畅,经行无阻,按时而下。而肝郁气滞,气滞血瘀,冲任瘀阻,血海不能满溢,故经血停闭不行。肝为风木,为心火之母,母病易及子。肝气郁结,血液运行不畅,心脉瘀阻,心神失养,故少寐多梦。《陈素庵妇科补解·经水不通属七情郁结方论》曰:"七情者,喜怒忧思悲恐惊也。七情中唯喜不伤人,余者皆属内伤。而妇人多居闺阁,性多执拗,忧怒悲思,肺、肝、脾三经气血,由此衰耗。惊恐伤胆及肾,亦或十之三四。肝脾主血,肺主气,肾主水,一有郁结,则诸经受伤。始起,或先或后,或多或少,久则闭绝不行。"肝郁乘脾,脾气虚弱,血液化生不足,则经血失于充养。患者舌红苔黄,脉弦数,证属心肝阴血亏耗,故选用桃仁四物汤活血化瘀,加以丹栀逍遥散疏肝解郁,健脾和营。方中熟地黄、当归、赤芍组成四物汤,用以补血调血,方中白芍改为赤芍,增强其方活血之功;牡丹皮清热凉血,活血化瘀;阿胶滋阴养血;鸡血藤与益母草补血和血调经;炒酸枣仁、莲子养心安神;天麻定惊安神;柴胡、香附疏肝解郁,使肝郁得以条达;茯苓、炒麦芽、炒谷芽健脾益气,实木以御木乘,且使营血生化有源;大枣、丹参补中益气,养血安神,健脾开胃;菟丝子、桑寄生补益肝肾;甘草补中健脾,调和诸药。除了服药之外,笔者也重视患者的心理治疗,在治疗前常先与患者促膝长谈,打开其心结,告知其焦虑烦躁等情绪对疾病的预后影响重大,建立双方信任感,辅以认知疗法与移精变气疗法,心身同治,使得疗效更佳。

案例三

杨某; 性别:女; 年龄:38 岁; 职业:自由职业

【主诉】闭经 2 年。

【现病史】月经停闭 2 年,在西医院 B 超检查示子宫内膜 0.1cm,双侧卵巢萎缩征象,伴潮热盗汗,全身乏力,彻夜不寐,食纳减少,华发早白,形体消瘦(身高 168cm,体重 44kg)。细究其因,患者 4 年前与他人合伙创业,投入数千万元,后因与合伙人感情发展受挫,且所投入的钱款无法收回,患者痛苦不堪,月经当月来潮停止。

【婚育史】已婚,生育一女。

【体征】舌淡苔白,脉细弦。

【西医相关检查】2023 年 9 月 15 日昆华医院 B 超:子宫内膜 0.1cm,子宫 5.0cm×3.6cm×1.9cm,左卵巢 1.8cm×1.1cm,右卵巢 2.0cm×1.3cm。

提示:①子宫萎缩;②双侧卵巢萎缩。

【诊断】闭经。

【辨证施治】

1. 辨证分型　肝郁血亏,肾精不足。

2. 治疗原则　疏肝养脾,补肾填精。

3. 处方　四物汤合逍遥丸、六味地黄丸加减。

炒柴胡 15g,香附 15g,郁金 15g,青皮 15g,川楝子 15g,白芍 10g,枳壳 15g,当归 20g,薄荷 15g,党参 20g,益母草 15g,红花 10g,桃仁 10g,菟丝子 15g,阿胶 20g,枸杞子 15g,熟地黄 15g,山茱萸 20g,牛膝 15g,白术 20g,薏苡仁 20g,莲子 15g,天麻 15g。

每剂 2 日,每日 3 次,每次 150mL,水煎服。

【心理疗法】①支持疗法;②认知疗法;③气功疗法。

【西药治疗】①艾司西酞普兰;②曲唑酮;③芬吗通。

【按语】《素问·阴阳应象大论》提到:"年四十而阴气自半也,

起居衰矣。"患者年逾四十，已绝经两年，肾主生殖，肾气不足则精气亏虚，加之创业失败导致情志不遂、肝郁气滞，精血藏泄失职，冲任失调，精血耗伤，胞宫失去滋养，以致经血停闭，不老而衰。肝气郁结，暗耗阴血，故潮热盗汗。见肝之病，知肝传脾，肝木克脾土，故食纳减少。肾藏精，肝藏血，肝肾同源，疏泄封藏互为制约，肾虚则水不涵木，肝失所养，疏泄乏力，气机运行不畅，则致气滞血瘀，心脉瘀阻，心神失养，故彻夜不寐。肾其华在发，肾气不足，导致华发早白。《傅青主女科》曰："然则经水早断，似乎肾水衰涸，吾以为心肝脾气之郁者，盖以肾水之生，原不由于心肝脾，而肾水之化，实有关于心肝脾。"本病之本在肝肾，累及心脾，故选用四物汤养血调血，逍遥丸疏肝养血健脾，六味地黄丸滋补肝肾。熟地黄、白芍、当归补血调血；柴胡、香附、郁金疏肝解郁、理气活血；青皮、川楝子、枳壳疏肝理气；益母草、红花、桃仁活血调经；党参、阿胶合用以补益气血；菟丝子、枸杞子、山茱萸、牛膝补益肝肾，益精填髓；白术、薏苡仁、莲子补气健脾，宁心安神；天麻定惊安神；加以薄荷疏散郁遏之气，透达肝经郁热。诸药合用，补益肝肾的同时，顾护脾胃，调补心肾，肝脾肾同调，气血兼顾，使得全身气机畅达，冲任胞宫条达，使得月经得以按月而行。笔者治疗本病时，通补兼用，同时采取支持、认知、气功等心理疗法，再配合部分心理治疗的西药，中西并用，疗效颇佳。

案例四

马某；　性别：女；　年龄：28 岁；　职业：无

【**主诉**】闭经 2 年。

【**现病史**】患者离异后月经停止来潮近 2 年，少寐多梦，早醒易惊。上次月经 2021 年,服用戊酸雌二醇片(补佳乐)后,于 2023 年 9 月 11 日月经来潮。焦虑抑郁,烦躁不安,喜太息,面部痤疮,腹胀,大便稀溏。

【婚育史】离异,生育一女(1-0-0-1)。

【体征】舌红少苔,脉细弦。

【西医相关检查】2023 年 11 月 29 日云南大学附属医院 B 超:子宫内膜 0.5cm,子宫 8.5cm×6.3cm×4.9cm,左卵巢 3.8cm×1.7cm,右卵巢 3.8cm×2.2cm。

提示:双侧卵巢多囊样改变。

【诊断】闭经。

【辨证施治】

1. **辨证分型** 痰湿瘀闭,肝郁气滞。

2. **治疗原则** 健脾祛湿,疏肝理气。

3. **处方** 桃红四物汤合逍遥散加减。

当归 20g,桃仁 10g,赤芍 15g,川芎 15g,熟地黄 20g,鸡血藤 15g,益母草 15g,炙甘草 10g,大枣 20g,醋柴胡 15g,醋香附 15g,续断 15g,菟丝子 20g,盐杜仲 20g,炒苍术 20g,丹参 15g,桑寄生 15g,黄芪 30g,党参 20g,莲子 15g,炒酸枣仁 12g,

每剂 2 日,每日 3 次,每次 150mL,水煎服。

【心理疗法】①支持疗法;②认知疗法。

【西药治疗】黛力新。

【按语】患者 27 岁,为青年女性,情绪焦虑抑郁,喜太息,大便稀溏,辨证为痰湿瘀闭、肝郁气滞证,治疗应以健脾祛湿、疏肝理气为主,肝脾同调,通补结合。闭经在中医妇科学中称作"女子不月""经水不通""闭经""血枯经闭"等,中医认为肾藏精,肝藏血,脾为气血生化之源,故闭经的发生多责之肝脾肾。《金匮要略》言:"夫病痼疾加以卒病,当先治其卒病,后乃治其痼疾也。"将这句经典应用至闭经的思路中疗效明显。脾胃为气血生化之源,脾胃健旺则血海充盈,经候如期,反之则化源不足,经水不调。女子以肝为先天,肝血旺注于冲脉,则冲盛;肝气条达舒畅,则任通。因此,在治疗闭经的过程中,养血调肝的同时应重视胃气的重要作用,注意顾护胃气,肝脾同调,证因同治。方用桃红四物汤加逍遥散,方中桃仁活血化瘀;熟地黄、当归、黄芪、党参滋阴补肝、补气生血;苍术、甘草健脾益气,实土以御木侮;柴胡、香附疏肝解郁,使肝木得以条达,鸡血藤、赤芍活血养血和营;益母草、大枣养血调经;莲子、酸枣仁养心安神;丹参活血行气,调畅气血;桑寄生、续断、菟丝子、杜仲补益肝肾,益精填髓;川芎为辛温之品,善于行散,可祛风止痛、活血行气,此品上行可达颠顶,下行可达血海,中开郁结,走而不守,为"血中之气药"。诸药联用,辅以黛力新缓解患者焦虑,中西医结合,随证加减,使肝血充脾胃健,经水自调。药物治疗的同时嘱患者保持心情愉悦,作息规律,饮食有度,以助其恢复健康。

二诊:患者月经来潮,情绪好转,嘱其守方续服,冀收功到自成之效。

三、功能失调性子宫出血(崩漏)

案例一

陈某; 性别:女; 年龄:43岁; 职业:银行职员

【**主诉**】月经淋漓 10～15 天。

【**现病史**】近 3 年来,月经延长,痛经,伴经间期出血,因 3 年前行肺癌(原位)切除术,近期查出甲状腺结节,工作压力大,失眠多梦,早醒易惊,畏寒肢冷,腰膝酸软。

【婚育史】已婚。

【体征】舌淡紫,脉细弦无力。

【西医相关检查】2023 年 8 月 25 日云南大学附属医院 B 超:子宫内膜 0.8cm,子宫 6.5cm×5.4cm×3.8cm,左卵巢 3.2cm×2.0cm,右卵巢 2.9cm×1.7cm。

提示:子宫及双侧附件未见明显异常。

【诊断】崩漏(功能失调性子宫出血)。

【辨证施治】

1. 辨证分型 肝肾不足,气血瘀滞。

2. 治疗原则 养肝益胃,行气化瘀。

3. 处方 知柏地黄丸合归脾汤加减。

熟地黄 20g,枸杞子 15g,酒萸肉 15g,重楼 10g,党参 20g,麸炒苍术 20g,菟丝子 20g,山药 15g,阿胶 15g,芡实 10g,麸炒白术 20g,盐续断 15g,法半夏 20g,陈皮 10g,醋北柴胡 15g,醋香附 15g,酒女贞子 15g,酒黄芩 10g,炙黄芪 20g,醋五味子 15g,甘草 10g,焦谷芽 30g,桑寄生 15g。

每剂 2 日,每日 3 次,每次 150mL,水煎服。

【心理疗法】①家庭治疗;②音乐疗法。

【西药治疗】无。

【按语】患者 43 岁,中年女性,早醒易惊,少寐多梦,腰膝酸软,辨证为肝肾不足、气血瘀滞证,治疗应以养肝益胃、行气化瘀为主,补益肝肾,肝脾同调,活血行气。中医学认为肝、肾在妇女崩漏发生发展过程中有着重要的地位,正如《东垣十书·兰室秘藏》

云："妇人血崩,是肾水阴虚不能镇守胞络相火,故血走而崩也。"冲任隶属肝肾,肾藏精,主生长、发育、繁殖,妇女月经的发生围绕肾–天癸–冲任–胞宫的生殖轴进行,冲任本源在于肾,肾作为先天之本,内寄真阴真阳,与冲、任二脉紧密关联。肝藏血,司血海,主疏泄,肝气条达,疏泄正常,血海按时满盈,则月经正常。《血证论》曰："崩漏者,非经期下血之谓也。"崩漏病因责之脾虚、肾虚、血热、血瘀。叶天士云："妇人善多郁,肝经一病,则月事不调。"《张氏医通》云："气不耗,归精于肾而为精;精不泄,归精于肝而化清血。"指出肾藏五脏六腑之精,化血藏于肝,精血同源,精血互生。方选知柏地黄丸加归脾汤。方中桑寄生、五味子、熟地黄、菟丝子、酒萸肉、枸杞子、女贞子为补肾填精之要药,滋阴补肾、益精填髓;苍术、白术、山药健脾燥湿、益气补脾;谷芽、芡实、甘草健脾消食,益气养胃;柴胡、香附疏肝解郁,理肝气使肝木得以条达;半夏、陈皮疏肝理气、化痰导滞;续断、重楼活血凉血;党参、阿胶、炙黄芪补气养血、调养冲任;酒黄芩凉血清热,解阿胶、熟地黄之滋腻。全方共奏补益肝肾、健脾益气、调理冲任、祛瘀止血之功。

二诊:患者诉经期缩短,早醒易惊、腰膝酸软等症状明显缓解,嘱守前方以巩固疗效。

案例二

于某; 性别:女; 年龄:30 岁; 职业:空姐

【**主诉**】阴道不规则出血 1 年余。

【**现病史**】每逢上班,阴道就有少许出血,持续 1 年,少寐多梦,早醒易惊,神疲乏力,乳房胀痛,情绪急躁,易怒,晨起口苦,易上火,面色萎黄,腰膝酸软,面部痤疮。

【婚育史】已婚,未育。

【体征】舌红苔薄黄,脉弦细无力。

【西医相关检查】2023 年 10 月 14 日云南省第三人民医院 B 超:子宫内膜 1.0cm,子宫 7.2cm×6.1cm×5.8cm,左卵巢 3.6cm×2.3cm,右卵巢 2.5cm×2.0cm。

提示:子宫及双侧附件未见明显异常。

【诊断】崩漏(功能失调性子宫出血)。

【辨证施治】

1. 辨证分型 肝郁化火,血热妄行。

2. 治疗原则 清肝泻火,凉血滋阴。

3. 处方 知柏地黄丸合龙胆泻肝汤加减。

熟地黄 20g,山茱萸 12g,山药 15g,茯苓 12g,泽泻 10g,牡丹皮 12g,知母 12g,黄柏 12g,龙胆草 9g,栀子 12g,酒黄芩 10g,木通 9g,盐车前子 30g,生地黄 15g,当归 12g,柴胡 12g,焦谷芽 30g,甘草 6g。

每剂 2 日,每日 3 次,每次 150mL,水煎服。

【心理疗法】①支持疗法;②认知疗法;③音乐疗法。

【西药治疗】无。

【按语】该患者病情时间有 1 年之久,并非初病,从崩漏的病机来看,正是《景岳全书·妇人规》中所说的:"先损脾胃,次及冲任。"最终"穷必及肾"。所以本病从脏腑的角度来看,治疗必从肾脏入手。另外,该患者情绪急躁,易怒,一到工作环境就会产生崩漏,说明该患者或多或少都会有情志方面的问题。古人在这方面早有相关的论述,《济阴纲目·论血崩因虚热》就曾经说过:"悲哀太过,胞络伤而下崩。"《女科经纶》云:"血属阴……七情过极,则五志亢盛,经血暴下,久而不止,谓之崩中。"现代国内外的研究也证明了这一点。许多研究发现,强迫症状、恐怖、抑郁等不良的情绪因素会提高女性发生崩漏的可能性。基于此,针对该患者的治疗,应从肾和影响情绪的肝入手。方用知柏地黄汤合龙胆泻肝汤,滋肾固阴,清泻相火,制其亢盛之阳,即所谓"壮水之主以制阳光"的法则。在滋肾阴方面,君药为熟地黄,其味甘、性微温,具有滋阴补肾填精的功效;臣药为山茱萸和山药、山茱萸,性温、味酸涩,可滋补肝肾;山药,性平、味甘,通过补脾益气来达到固精的作用。君臣虽只有三味药,但可以达到补脾固肾的作用,其重点为补肾阴,对于崩漏而言是治其本;泽泻,性寒、味甘,泄肾利湿,在方中可预防熟地黄过于滋腻;而牡丹皮,性微寒、味苦辛,发挥其清泻肝火的作用,但更为重要的是可以抑制山茱萸的收敛作用;茯苓,性平、味甘淡,具有淡渗脾湿之功,在方中可以帮助山药健脾的作用。这三味药主要是治标,所以都以泻湿浊为特点,平方中君臣的偏盛,共同为佐药。知母,性寒、味苦甘,滋阴润燥和清热泻火的功效较强,在方中与黄柏这味苦寒药相须为用,大大提高滋肾阴、清相火的功用。同时用龙胆,既可上清肝胆实火,又可以下利三焦湿热,起到泻火除湿的作用;同时又用黄芩、栀子,黄芩为引经药,把药效引到少阳经;用栀子清心泻肝,以达到实则泻其子的作用;同时又给邪气以出路,故用木通、车前子除湿;又用生地黄、当归养血益阴,防范前面几味药祛邪而伤正,以达到护阴的作用。生地黄一药两用,一方面可以养血,另一方面又有泻热通经的作用。最后用柴胡引经,同时可使厥阴之热借少阳外出。两方合用加减,滋肾阴而祛肝火,标本兼治,收效显著。

案例三

郎某； 性别:女； 年龄:34 岁； 职业:公务员

【主诉】月经淋漓多年。

【现病史】2023 年 12 月 1 日在云南省第一人民医院进行子宫内膜息肉手术,手术后感到膝关节酸软凉,情绪烦躁,神疲乏力,少寐多梦,早醒易惊,小腹疼痛。夫妻因教育孩子方法有异,经常吵架。

【婚育史】已婚,育有一子。

【体征】舌红苔黄,脉弦细。

【西医相关检查】2023 年 11 月 28 日云南省第一人民医院 B 超:子宫内膜 1.5cm,子宫内膜回声不均,宫腔内可见 1.6cm×1.3cm 不均匀强回声团,边界清晰,子宫 6.4cm×5.8cm×4.8cm,左卵巢 2.8cm×1.9cm,右卵巢 2.7cm×2.0cm。

提示:子宫内膜息肉。

【诊断】崩漏(功能失调性子宫出血)。

【辨证施治】

1. 辨证分型　肝肾亏虚,肝郁化火。

2. 治疗原则　益肾补气,清肝泻火。

3. 处方　归脾汤合四物汤加减。

当归 20g,川芎 10g,熟地黄 20g,鸡血藤 10g,白术 20g,陈皮 15g,党参 20g,木香 15g,薏苡仁 20g,阿胶 10g,肉豆蔻 15g,苍术 20g,法半夏 15g,炒酸枣仁 12g,合欢皮 15g,五味子 10g,丁香 10g,香附 15g,柴胡 15g,莲子 10g,桂枝 20g,菊花 15g,续断 15g,白芍 15g。

每剂 2 日,每日 3 次,每次 150mL,水煎服。

【心理疗法】 ①支持疗法;②移精变气法;③认知疗法。

【西药治疗】 无。

【按语】 由于各种原因所致的冲任损伤,最终都会导致冲任不能制约经血,从中医的角度来看,必然会导致崩漏,从而使得经血在非经期从胞宫溢出。如果崩漏的时间一长,必然会导致人体气、血大量外流,从而形成气血虚弱。从阴阳的角度来看,随着阳随阴出,也会形成阴阳两虚的证候。但无论崩漏是由哪一个脏腑导致,通过脏腑之间的传变,最终都会伤及脾肾。伤及脾胃,脾不统血,必然又会导致脾不统血,而使经血非时溢出胞宫,加重崩漏,加长月经淋漓的时间,使患者再次受到伤害。对于伤及脾胃导致的崩漏,在治疗时,往往会选择健脾补血的治疗方案,最常用的就是归脾汤和四物汤。选择归脾汤可以健脾、益气,一方面可以增强脾胃的运化能力,使得人体的气血得到补充,减轻月经淋漓的临床症状。四物汤在治疗妇科疾病中应用极为广泛,是《太平惠民和剂局方》的经典名方,是从张仲景《金匮要略》中的胶艾汤加减而来,组方简单,只有熟地黄、当归、白芍、川芎四味。四物汤中熟地黄可滋阴补血、益精填髓、补肾收敛;当归既能补血,又能活血,其中的油性成分还具有润肠通便的作用;白芍能养血敛阴,还具有疏肝止痛的效果;而川芎还具有活血行气、祛风止痛的功效。四味中药组合在一起,补血和营,其核心治疗的是血虚营滞,是中医补血的最基本处方。归脾汤合四物汤,既能补气健脾,又能补血活血,对崩漏具有非常好的治疗效果,特别对于崩漏时间较长,造成脾肾亏虚,脾不统血的患者,效果尤为突出。

二诊:患者睡眠得到改善,面色渐荣,经期缩短,收效较明显。

案例四

代某； 性别:女； 年龄:41 岁； 职业:职员

【主诉】月经淋漓 3 个月。

【现病史】患者于 2023 年 12 月 11 日就诊,自述从 2023 年 9 月起出现月经淋漓。2023 年 9 月 12 日延安医院 B 超:子宫内膜 1.1cm,子宫内膜回声欠均,子宫 7.4cm×5.4cm×4.6cm,左卵巢 2.5cm×1.8cm,右卵巢 2.9cm×2.2cm。提示:①子宫内膜回声欠均;②双附件未见明显异常。现月经量可,色深红,急躁易怒,头晕目眩,咽干口燥,腰部酸痛,神疲乏力,纳可眠安,二便调。末次月经(LMP)2023 年 11 月 30 日至今,前次月经(PMP)2023 年 11 月 5 日至 11 月 22 日。小女儿二年级,性情急躁,焦虑不安,经常被班主任批评,母亲甚为不安。

【婚育史】已婚已育,育有一女。

【体征】舌红苔薄白,脉弦细。

【诊断】崩漏(功能失调性子宫出血)。

【辨证施治】

1. 辨证分型　肝郁肾虚,血热妄行。

2. 治疗原则　疏肝滋肾,凉血清肝。

3. 处方　丹栀逍遥散合一贯煎加减。

牡丹皮 15g,山药 20g,酒萸肉 15g,枸杞子 15g,茯苓 20g,女贞子 15g,知母 15g,墨旱莲 15g,熟地黄 15g,重楼 10g,阿胶 15g,酒黄芩 15g,生地黄 15g,玄参 15g,连翘 10g,野菊花 12g,炙黄芪 30g,续断 15g,菟丝子 15g,柴胡 15g,醋香附 15g,白芍 10g。

每剂 2 日,每日 3 次,每次 150mL,水煎服。

【心理疗法】①支持疗法;②认知疗法。

【**西药治疗**】无。

【**按语**】功能失调性子宫出血,中医称为崩漏,属于中医月经病的范畴。《伤寒明理论》云:"冲之得热,血必妄行。"患者平素性情急躁易怒,肝气不疏,气机不畅,郁而化热,热扰冲任,血海失调,经血妄行,发为崩漏。中医认为,脏腑平和,血脉流畅,冲任充盈,则经血按时而至。而脏腑失常,气机失调,是导致崩漏的常见原因,尤其与肝、脾、肾三脏关系密切。肝藏血,主疏泄,体阴而用阳,喜条达而恶抑郁,《傅青主女科》言:"妇人有怀抱甚郁……而血下崩……盖肝之性急,气结则其急更甚,更急则血不能藏,故崩不免也。"患者性情急躁,又因女儿之事而焦虑不安,肝失疏泄,气机不畅,血不藏匿,日久则肝气郁结,化热而伤冲任,扰乱血海致经血非时而下,故患者表现为月经淋漓不尽。"经水出诸肾",肾藏精,精生血,血化为经,而肝肾同源,肝火灼伤肝阴,亦可下伤肾阴,故见头晕目眩、咽干口燥、腰部酸痛、经色深红、脉弦细,肾阴亏虚,虚热内生,迫血妄行,而见月经淋漓。脾统血,脾健则血运正常,脾虚则统血无权,患者情绪不佳,忧思过度而伤脾,致脾气虚损,无权统摄经血,故见患者神疲乏力、经血淋漓。该病案选用丹栀逍遥散以疏肝解郁、健脾和营、清热调经,加一贯煎滋阴疏肝,两方合用并合理加减,共奏疏肝滋肾、凉血清肝之效,使经血来止正常有序。方中柴胡疏肝解郁,使肝气得以条达;白芍养血而荣肝,敛阴而止痛,白芍与柴胡相配,补肝体而助肝用;香附解肝郁、降肝逆、缓肝急,作用走而不守,可通行三焦,是理气之要药,能使气行血畅,李时珍《本草纲目》称其为"气病之总司,女科之主帅也";山药、黄芪、茯苓健脾益气,扶土抑木,以滋化源;患者肝郁化火,加牡丹皮、重楼、酒黄芩、连翘、野菊花以清热凉血。方中生地黄、熟地黄、酒萸肉、枸杞子、女贞子,滋阴养血、补益肝肾,共寓滋水涵木之意;知母、墨旱莲既有补肝肾之功,又有清热凉血之功;阿胶补血、滋阴润燥;菟丝子、续断补肝肾,其中续断更有止崩漏之效。另外,笔者治病注重心身同调,该患者因情志失调而出现的各种症状,应注意及时疏导,患者自身亦需注意调节情绪,保持心情舒畅,家庭成员也应理解患者,积极支持治疗。

四、经前期紧张综合征

案例一

钱某; 性别:女; 年龄:39 岁; 职业:职员

【主诉】经前烦躁,乳房胀痛。

【现病史】患者独自在家,一人带两娃,丈夫长期在外,情绪烦躁不安,易怒,经前乳房胀痛,胸胁胀痛不舒,痛经,月经量可,色暗且夹有血块,少寐多梦,食欲不振,神疲乏力,腰膝酸软,大便干结。

【婚育史】已婚,育有 2 子。

【体征】舌红苔黄,脉弦数。

【西医相关检查】未见明显异常。

【诊断】经前期紧张综合征。

【辨证施治】

1. 辨证分型　肝郁气滞,虚热内扰。

2. 治疗原则　疏肝解郁,清热除烦。

3. 处方　丹栀逍遥散加减合酸枣仁汤。

炒酸枣仁 15g,甘草 6g,茯苓 20g,丹参 15g,柴胡 15g,香附 15g,当归 20g,熟地黄 20g,炙黄芪 30g,大枣 15g,菟丝子 15g,续断 15g,杜仲 15g,百合 15g,合欢皮 15g,莲子 20g,黄芩 10g,重楼 15g,

山茱萸 15g,牡丹皮 15g,川楝子 10g。

每剂 2 日,每日 3 次,每次 150mL,水煎服。

【心理疗法】①认知疗法;②移精变气疗法。

【西药治疗】无。

【按语】患者以"经前烦躁,乳房胀痛"为主诉,诊为经前期紧张综合征,此病名在古医籍中无记载,但根据患者症状,应属中医学"经行情志异常""经行乳房胀痛"等范畴。患者青年女性,与丈夫聚少离多,长期一人承担家务和照顾孩子,因此长期心情不畅、情绪压抑,情志所伤导致肝气郁结,加之妇女一生中,由于经、孕、产、乳等生理数伤于血,使妇女处于血不足、气偏盛的状态,当临近经期或行经之时冲气旺盛,气血下注血海,适逢经期阴血益亏,五脏功能虚弱,易发情志病变,引发经前情绪烦躁、乳房胀痛等症状,且发病与月经伴行。《妇科一百十七症发明·经来狂言》云:"肝必先郁而后怒。"肝主疏泄,喜条达而恶抑郁,患者情志不遂,肝气不畅,导致肝郁气滞,故见经前乳房胀痛、胸胁胀痛不舒,久郁不解,失其条达舒畅之性,则见患者情绪烦躁易怒。《临证指南医案·调经》曰:"女子以肝为先天,阴性凝结,易于拂郁,郁则气滞,血亦滞。"且"气为血之帅",气行则血行,患者久郁而气滞,气病及血,气滞则血瘀,冲任不调,故出现痛经,经色暗且夹有血块。肝气郁结日久,则易化火,肝火灼伤肝阴,则见大便干结,火热上扰心神,下劫肾阴,心肾不交,水火不济,则见少寐多梦,腰膝酸软,肝强克伐脾土,故见不思饮食、神疲乏力。舌红苔黄、脉弦数皆为肝气郁结之征。该病案选用丹栀逍遥丸以疏肝解郁、健脾和营兼清郁热,加酸枣仁汤以清热泻火、养血安神,两方合用并合理加减,共奏疏肝解郁、清热除烦、养心安神之效,使经期前后情志正常,情绪好转。

方中柴胡疏肝解郁,行气止痛;香附疏肝解郁,理气宽中,调经止痛;川楝子疏肝泄热,行气止痛;当归善补血活血,调经止痛;丹参活血祛瘀,通经止痛,清心除烦;加牡丹皮、黄芩、重楼以清热凉血;黄芪、茯苓健脾益气,扶土抑木,以滋化源。山茱萸、菟丝子、续断、杜仲行补肝肾之功。炒酸枣仁养心补肝,宁心安神;百合、合欢皮、莲子解肝郁、养心血、安心神;甘草补中缓急,滋润缓和柔肝;大枣补脾和胃,养血安神。另外,在治疗过程中要注意调节患者的情绪,保持心情舒畅,适当转移患者注意力,提高患者对情志致病的认知。

案例二

何某; 性别:女; 年龄:27岁; 职业:职员

【主诉】经期身痛3年余,再发加重2周。

【现病史】患者自述3年前受寒后感经期身痛,呈阵发性刺痛,西医检查未见器质性病变,间断于各中医院门诊口服中药治疗(具体不详),此后每逢经期或经期前后感全身疼痛不适,呈反复周期性发作,症状时轻时重,迁延至今。2周前患者进食凉性食物后感经期身痛加重,全身阵发性刺痛,严重时恶心欲呕,汗出,口服"布洛芬胶囊、元胡止痛片"等止痛药后症状稍缓解,月经结束后症状消失,平素月经量可、色暗、夹血块,痛经(+),为求中医治疗,于2022年9月13日于圣爱中医馆就诊。

刻下症见:经期身痛,呈阵发性刺痛,受寒或情绪不佳时明显,四肢欠温,小腹冰凉,急躁易怒,严重时恶心欲呕,全身汗出,需口服止痛药方可缓解,纳眠可,二便调。

【婚育史】未婚。

【体征】舌黯,舌边瘀点,脉弦涩。

【**西医相关检查**】未见明显异常。

【**诊断**】经前紧张综合征(经行身痛)。

【**辨证施治**】

1. 辨证分型 血瘀寒凝。

2. 治疗原则 活血化瘀通络,温经散寒止痛。

3. 处方 桃红四物汤加减。

桃仁 10g,红花 10g,川芎 15g,当归 20g,熟地黄 15g,赤芍 15g,鸡血藤 15g,益母草 10g,桂枝 20g,延胡索 20g,羌活 15g,醋柴胡 15g,醋香附 15g,威灵仙 10g,荔枝核 15g,白术 20g,炒苍术 20g,炒谷芽 30g,炒稻芽 30g,秦艽 15g,川续断 15g。

每剂 2 日,每日 3 次,每次 150mL,水煎服。

【**心理疗法**】①认知疗法;②移精变气疗法。

【**西药治疗**】无。

【**按语**】患者每逢月经经期前后则身痛,归属中医经行前后诸症范畴。《素问·痹论》云:"风寒湿三气杂至,合而为痹也。"风气胜者为行痹,寒气胜者为痛痹,湿气胜者为着痹。患者外感寒邪,寒性凝滞主痛,气血津液运行不畅,不通则痛,女子以阴血为本,经期阴血下注血海,阴血更显不足,不荣则痛,加之外感寒邪,则发为经行身痛。女子以血为用,肝藏血,肾藏精,精化血,脾生血、统血,肝脾肾功能失调,气血失和是经行前后诸病的主要病机。人身气血津液畅行不息,全赖一身阳气温煦推动。患者外感阴寒之邪,阳气受损,机体失其温煦,寒性凝滞,气血运行不畅,甚则凝结阻滞不通,机体筋脉经络受阻,则身体疼痛,寒凝血瘀,故见受寒加重,月经色暗、夹血块,阳气不达肢末,则四肢欠温,小腹冰凉,阳气失其固摄之功,则见全身汗出。女子具有"血不足,气有余"的生理特点,患者每逢经期全身疼痛不适,故而产生惧怕行经心理,愈逢经期前后,肝气不疏,肝喜条达而恶抑郁,再者经期前后,气血下注冲任血海,易使肝血不足,气偏有余,肝失条达冲和之性,气结气滞,气机不利,则见情绪不佳时身痛明显;肝气郁结化火,肝胆火炽,冲脉隶于阳明附于肝,经前冲气旺盛,肝火夹杂,冲气上逆,扰乱心神,易急躁易怒。肝气不疏,肝木横逆犯脾,脾气益虚,脾胃失调,脾气宜升,胃气宜降,胃气失和,故见痛甚时恶心欲吐。长期肝失条达,脾失健运,血液生化不足,愈逢经期,阴血愈虚,感寒饮冷,身痛加剧。患者舌暗,舌边瘀点,脉弦涩,属血瘀寒凝之象,当治以活血化瘀通络、温经散寒止痛,兼以疏肝健脾。方选桃红四物汤加减,方中熟地黄为滋阴补血之要药,用为君药;当归滋阴补肝、养血调经,与熟地黄相伍,既增补血之力,又行营血之滞;鸡血藤、益母草可补血活血、调经止痛,桃仁、红花活血化瘀、通经止痛,共为臣药;赤芍养血和营敛阴、柔肝缓急,川芎、延胡索活血行气,与当归相协则行血之力益彰,又使诸药补血而不滞血,三药共为佐药。再配以桂枝温通经络,秦艽、威灵仙通经络、止痹痛,羌活散寒止痛;续断补肝肾、益精血,柴胡、香附疏肝解郁行气、升举阳气;荔枝核行气散结、散寒止痛;白术、苍术补气健脾、燥湿,并可止汗;炒谷芽、炒稻芽健脾开胃、行气消食。诸药合用,补中寓行,补血不滞血,行血不伤血,使瘀血去、新血生、气机畅、寒凝散,收效显著。

五、围绝经期综合征

案例一

施某; 性别:女; 年龄:52 岁; 职业:职员

【**主诉**】入睡困难,潮热盗汗。

【**现病史**】患者为烟草企业销售职员,每年有几个亿的销售目标,工作压力大,性格内向,情绪焦虑,眠差,入睡困难,多梦易醒,绝经两年,现自觉白天阵汗频发,夜晚潮热盗汗,腰膝酸软,大便干结。

【**婚育史**】已婚。

【**体征**】舌红苔薄白,脉细弦。

【**西医相关检查**】2023 年 5 月 8 日延安医院胸部 CT:双肺多发小结节。

甲状腺彩超:甲状腺右侧叶上极小结节(1.3cm×0.8cm)。

【**诊断**】围绝经期综合征。

【**辨证施治**】

1. **辨证分型** 肝肾亏虚,心失所养。

2. **治疗原则** 补益肝肾,养心安神。

3. **处方** 六味地黄丸合逍遥散加减。

炒酸枣仁 12g,大枣 20g,丹参 15g,茯苓 20g,合欢皮 15g,白术 20g,陈皮 15g,党参 20g,木香 15g,肉豆蔻 15g,苍术 20g,法半夏 10g,鸡内金 20g,焦神曲 15g,桂枝 20g,天麻 12g,莲子 20g,百合 15g,当归 20g,熟地黄 15g,炙甘草 10g,阿胶 12g。

每剂 2 日,每日 3 次,每次 150mL,水煎服。

【**心理疗法**】①支持疗法;②认识疗法。

【**西药治疗**】无。

【**按语**】《素问·上古天真论》云:"女子七七任脉虚,太冲脉衰少,天癸竭,地道不通,故形坏而无子也。"患者七七之年,肾气渐衰,天癸渐竭,冲任二脉逐渐亏虚,月经将断而至绝经,冲任衰少,脏腑失养,加之素性焦虑抑郁,易致肾阴阳平衡失调而发为围绝经期综合征。"肾为先天之本",又"五脏相移,穷必极肾",故肾之阴阳失调,每易波及其他脏腑,而其他脏腑病变,久则必然累及肾,故本病之本在肾,常累及心、肝、脾等脏。《黄帝内经》云:"人年四十,阴气自半。"人至中年,先天之本肝肾亏虚。患者经期已断,肝肾亏虚,水不涵木,阴虚内热,肾阴不足,阴不维阳,虚阳上越,故见夜间潮热盗汗,日间阳气旺盛,蒸腾津液,则见白天阵汗频发;《慎斋遗书》言:"心肾相交,全凭升降。而心气之降,由于肾气之升。"肾水亏虚不能上制心火,心肾不交,心神不宁,阳不入阴,故见入睡困难、多梦易醒;腰为肾之府,肾主骨生髓,肾之精亏血少,则腰膝酸软;肾阴不足,阴虚内热,耗伤津液,则见大便干结;患者工作压力大,且性格内向,宣泄无门,焦虑抑郁,致使肝气郁结,郁而化热,气机失畅,易致脾失健运,不能运化水谷,痰湿内生,气结痰凝,故见肺部结节、甲状腺结节;肾阴不足可累及肝阴,肝肾阴虚,阴不制阳,水不涵木,肝藏血,肾藏精,精血同源,荣则俱荣,损则俱损。该案辨证属肝肾亏虚、心失所养之证,治当补益肝肾、养心安神,方选六味地黄丸合逍遥散加减。方中熟地黄填精益髓、滋补阴精,用为君药;当归可补血活血、润肠通便;阿胶滋阴补血,酸枣仁养心补肝、宁心安神、敛汗;天麻、莲子、百合、合欢皮解郁养心安神;白术、茯苓、苍术、肉豆蔻健脾燥湿化痰;木香、鸡内金、神曲健脾消食行气;党参健脾养血生津;法半夏、陈皮燥湿痰,消痞散结;桂枝配伍白术、茯苓温阳化饮;大枣、丹参补中益气,养血安神;炙甘草补中健脾,调和诸药。诸药配伍,滋补肝肾的同时,顾护脾胃,调补心肾,肝脾肾同调,气血兼顾。笔者重视心理调治,切合病机,心身同治,收效良好。

案例二

杨某；　性别:女；　年龄:53 岁；　职业:职员

【**主诉**】绝经伴周身灼热 4 年,加重伴焦虑 1 年。

【**现病史**】患者 4 年前月经停止来潮,感周身灼热,手足心热,盗汗,入睡困难,少寐多梦,时耳鸣耳聋、心慌,院外间断采取中西医结合治疗,症状时轻时重。1 年前因 4 次痔疮手术治疗后周身灼热加重,伴情绪焦虑、烦躁易怒。

刻下症见:周身灼热,手足心热,时有盗汗,焦虑多思,失眠多梦,心悸易惊,坐卧不安,口干,纳呆,头晕,腰膝酸软,尿频,大便干。

【**婚育史**】已婚。

【**体征**】舌淡暗、苔白,脉细弦。

【**西医相关检查**】未见明显异常。

【**诊断**】围绝经期综合征。

【**辨证施治**】

1. **辨证分型**　肝郁肾虚,心脾两虚。

2. **治疗原则**　疏肝解郁,健脾养血,宁心安神。

3. **处方**　知柏地黄汤合无忧汤加减。

熟地黄 20g,山药 20g,茯苓 20g,炒泽泻 15g,牡丹皮 15g,山萸肉 10g,知母 15g,黄柏 15g,女贞子 15g,墨旱莲 15g,远志 12g,石菖蒲 12g,合欢皮 12g,炒酸枣仁 10g,茯神 10g,五味子 15g,丹参 15g,浮小麦 15g,煅龙骨 20g,醋柴胡 15g,醋香附 15g,党参 20g,炒谷芽 30g,炒麦芽 30g。

每剂 2 日,每日 3 次,每次 150mL,水煎服。

【心理疗法】①支持疗法;②认识疗法。

【西药治疗】无。

【按语】患者七七之年,肾气渐衰,天癸渐竭,冲任二脉逐渐亏虚,月经将断而至绝经,在此生理转折时期,受身体内外环境的影响,易导致肾阴阳平衡失调而发为围绝经期综合征。患者绝经后肾水不足,不能上济于心,心火独亢,热扰心神,心肾不交,故表现为周身灼热、心悸易惊、腰膝酸软等症;后因行4次痔疮手术,上述症状加重,并伴有情绪焦虑,烦躁易怒,情志不遂,肝郁乘土,故脾虚,又脾主生血,脾虚则不能生血,心血不足,久而心脾两虚,故发为更年期抑郁症,本病主要以虚为本,以郁为标。病变首先在肾,"肾为先天之本",又"五脏相移,穷必及肾",故肾之阴阳失调,每易波及其他脏腑,而其他脏腑病变,久则必然累及于肾,致使本病证候复杂。本病应属中医学"绝经前后诸症""郁证"等范畴。该案选用知柏地黄汤合无忧汤加减,主方滋阴补肾清虚热;加用二至丸以滋肾阴;无忧汤及安神定志丸以健脾宁心、安神定悸。方中重用熟地黄,滋阴补肾,益精填髓;山茱萸、山药补肾固精,益气养阴,且助熟地黄滋补肾阴;知母甘寒质润,清虚热,滋肾阴;黄柏苦寒,泻虚火,坚真阴,配合熟地黄以滋阴降火;茯苓健脾渗湿,泽泻利水清热,牡丹皮清泄肝肾,三药合用,使补中有泻,补而不腻;远志、石菖蒲、茯神宁心安神,丹参养血安神;合欢皮、醋柴胡、醋香附疏肝解郁;浮小麦、五味子、煅龙骨收敛止汗;笔者始终不忘顾护脾胃,加入炒二芽,体现了"土厚则木荣"的深层含义。诸药配合,共奏疏肝解郁、健脾养心之效。另外,笔者也很注重对患者的心理疏导,心身同治,故能切合病机,收到良效。

六、人工流产

案例

沈某; 性别:女; 年龄:25 岁; 职业:自由职业

【主诉】人工流产(人流)术后 2 日。

【现病史】人流术后(未婚),情绪低落,喜悲伤欲哭,焦虑不安,食少纳差,胸胁胀满不适,面色苍白,头晕,腹痛,神疲乏力,少寐多梦,早醒易惊,大便溏泄。

【婚育史】未婚。

【体征】舌红苔黄,脉细弦。

【西医相关检查】2023 年 7 月 14 日云南大学附属医院 B 超:子宫内膜 0.3cm,子宫 7.2cm×5.9cm×4.6cm,左卵巢 3.9cm×2.0cm,右卵巢 3.9cm×1.9cm。

提示:①盆腔积液;②宫颈多发纳氏囊肿。

【诊断】人流术后。

【辨证施治】

1. **辨证分型** 气血亏虚,肝脾不和。

2. **治疗原则** 补益气血,调和肝脾。

3. **处方** 酸枣仁汤合四物汤、四逆散加减。

阿胶 20g,当归 20g,川芎 15g,熟地黄 20g,鸡血藤 15g,炙黄芪 30g,党参 20g,茯苓 15g,炒酸枣仁 12g,合欢皮 15g,大枣 10g,醋北柴胡 15g,醋香附 15g,龙胆 10g,栀子 10g,酒黄芩 10g,生地黄 10g,泽泻 10g,甘草 5g。

每剂 2 日,每日 3 次,每次 150mL,水煎服。

【心理疗法】①认知疗法；②支持疗法。

【西药治疗】无。

【按语】《校注妇人良方》云："小产重于大产，盖大产如瓜熟自脱，小产如生采，断其根蒂。"中医认为，女子以肝为先天，以血为本，肝藏血，脾生血，肾藏精化血，血的生理作用的发挥依赖于气的推动、固摄及生发作用；流产易导致肝、脾、肾三脏亏损，也可直接损伤到冲任督脉，造成经脉气机不畅，血脉空虚。人流术中气血损耗太多，气随血脱，致使阴血亏虚，脏腑失养，此乃病理发生基础。患者人流术后冲任损伤，气血两虚，血虚不能上荣，故表现出面色苍白、头晕、神疲乏力等症状；体弱血虚，肝脉失养，疏泄失职，情志调节不畅，肝气郁结，肝郁乘土，故有情绪低落、喜悲伤欲哭、焦虑不安、食少纳差、胸胁胀满不适等症。该病是以气血亏虚为主要特点，其病位在肝，《中国医学大成·柳州医话·按语八十五条》云："肺主一身之表，肝主一身之里，五气之感，皆从肺入，七情之病，必由肝起，此余夙论如此。"即明确"七情"之病，皆责之于肝。故治疗原则以补气养血、调和肝脾为主，辅助固摄以及调和安神。该案选用酸枣仁汤合四物汤、四逆散加减。主方酸枣仁汤方中阿胶、当归养血补血；酸枣仁养血补肝、安神定志；川芎、柴胡、合欢皮、香附疏肝理气解郁；熟地黄、生地黄滋阴补肾；鸡血藤活血补血；黄芪、党参益气养血；茯苓宁心安神、健脾和胃；栀子、泽泻健脾祛湿、安神养心；甘草和中缓急，调和诸药。诸药合用，共奏补益气血、调和肝脾之功。笔者认为在治疗过程中，要注意个性化治疗，面对不同的患者，采取合适的心理疏导及医疗方式，从而达到调和身心、医患配合的目的，增加治疗疾病的信心。患者要保持情志舒畅，避免不良的精神刺激，药物治疗与心理治疗联合运用，不仅可以积极促进疾病好转、痊愈,也可有效预防疾病复发。

七、不孕症

案例一

贾某；　性别:女；　年龄:34 岁；　职业:自由职业

【主诉】不孕 13 年,备孕头胎。

【现病史】结婚 13 年,夫妻同居,有正常性行为,一直未孕,感情尚可,头晕心悸,情绪焦虑,早醒少寐,形体消瘦,公婆逼迫生子,正强求其儿子与媳妇离异,尚未办理手续。

【婚育史】已婚。

【体征】舌暗,脉弦细无力。

【西医相关检查】2023 年 6 月 23 日昆华医院 B 超:子宫内膜 0.8cm,子宫 6.8cm×5.4cm×4.3cm,左侧卵巢 3.0cm×1.9cm,右侧卵巢 3.3cm×2.3cm。

提示:子宫及双侧附件未见明显异常。

【诊断】不孕(心因性)。

【辨证施治】

1. **辨证分型**　肝肾不足,气血瘀滞。

2. **治疗原则**　补肝益肾,理气活血。

3. **处方**　左归丸合右归丸、血府逐瘀汤加减。

熟地黄 20g,山茱萸 15g,山药 20g,杜仲 15g,桑寄生 15g,覆盆子 15g,当归 15g,炒柴胡 15g,赤芍 15g,郁金 10g,香附 15g,通草 15g,川芎 15g,益母草 15g。

每剂 2 天,每日 3 次,每次 150mL,水煎服。

【心理疗法】①支持疗法；②认知疗法。

【西药治疗】无。

【按语】女子婚后未避孕，有正常性生活，同居两年而未受孕者，称为原发性不孕，本案患者即为原发性不孕。本案患者婚久不孕，备孕头胎，盼子心切；公婆催促及强求患者离婚，长期情志不疏导致肝郁气滞，疏泄失常，气血失调，肝肾受损，日久则气滞血瘀，瘀阻于冲任胞宫，胎孕不受而发为不孕。《景岳全书·人集·妇人规（下）·子嗣类》云："产育由于血气，血气由于情怀，情怀不畅则冲任不充，冲任不充则胎孕不受。"本案患者西医相关检查及检验未见明显异常，且丈夫精液检查亦无异常，没有典型的器质性的改变，是典型的心因性不孕。根据患者 34 岁，形体消瘦，情绪焦虑，舌暗，脉弦细无力，辨证为肝肾不足，气血瘀滞证。治以补肝益肾、理气活血，予左归丸合右归丸、血府逐瘀汤加减，左归丸、右归丸以调补肝肾，血府逐瘀汤以活血行气、疏肝解郁。方中以熟地黄、当归为君，川芎、益母草、赤芍、杜仲、桑寄生、覆盆子、山茱萸、山药为臣，炒柴胡、郁金、香附、通草为佐。熟地黄补阴滋血，当归养血荣经，川芎、益母草活冲脉之血，山茱萸敛任脉之阴，山药健脾生血，杜仲、桑寄生、覆盆子补肾益阴，炒柴胡、香附调气解郁，郁金以解郁清火，赤芍以活血清火，通草渗湿以清子室。用方补充肝肾、冲任之气血，使下注于胞宫，血室充足，而气无滞涩之患，何有冲任不调，媾精不孕哉。此外，笔者认为不孕症是典型的心身疾病，而心身疾病的疗法当结合心理治疗。本案患者，家庭给其压力较大，自己也给自己很大压力，当使用认知疗法帮助她了解到一味焦虑只会导致受孕的困难，对于受孕没有任何帮助，应当放平心态；并且使用支持疗法鼓励她，只要放平心态，加上中药的治疗调理，有很大可能受孕成功。

案例二

陈某；　性别:女；　年龄:37 岁；　职业:职员

【主诉】不孕 6 年。

【现病史】结婚 6 年,备孕头胎,月经量少,患者丈夫曾有精子活动度低的情况,已恢复。患者 2010 年 5 月份曾有生化妊娠,经前乳房胀痛,急躁易怒,神疲乏力,五心烦热,少寐多梦,面部色斑。患者在税务局工作,压力大,求子心切。

【婚育史】已婚。

【体征】舌淡苔白,脉沉细。

【西医相关检查】2021 年 7 月 12 日罗平县中医医院 B 超:子宫内膜 0.7cm,子宫 6.3cm×5.2cm×4.2cm,左卵巢 2.8cm×2.1cm,右卵巢 2.9cm×2.0cm。

提示:子宫及双侧附件未见明显异常。

【诊断】不孕症。

【辨证施治】

1. 辨证分型　气血瘀滞,肝肾不足。

2. 治疗原则　活血行气,补益肝肾。

3. 处方　五子衍宗丸合左归丸、右归丸、柴胡疏肝散加减。

酒萸肉 15g,路路通 15g,桂枝 20g,炙淫羊藿 15g,香附 15g,白术 20g,枸杞子 15g,炙黄芪 30g,当归 20g,甘草 10g,醋延胡索 15g,覆盆子 15g,五味子 10g,鸡血藤 15g,盐杜仲 15g,党参 20g,赤芍 20g,菊花 15g,薏苡仁 20g。

每剂 2 日,每日 3 次,每次 150mL,水煎服。

【心理疗法】①支持疗法；②家庭疗法。

【西药治疗】无。

【按语】本案患者年已五七，气血亏虚，肝肾不足，加之情绪急躁、求子心切、平素工作压力大，导致肝气郁滞，肝阳上亢，气机不畅则血不得行，气滞血瘀，胞宫瘀阻无以受孕，发为不孕。《傅青主女科·女科上卷·种子·嫉妒不孕三十四》云："其郁而不能成胎者，以肝木不疏，必下克脾土而致塞；脾土之气塞，则腰脐之气必不利；腰脐之气不利，必不能通任脉而达带脉，则带脉之气亦塞矣。带脉之气既塞，则胞胎之门必闭，精既到门，亦不得其门而入矣，其奈之何哉。""妇人有怀抱素恶，不能生子者，人以为天心厌之也，谁知是肝气郁结乎……妇人多肝郁气滞，常因肝阴血不足，难以疏泄，易致肝郁凌脾，肝火脾土两互伐肾，以致元精郁闭，不能受孕。"B 超提示患者卵巢大小尚可，功能尚未衰退，排除卵巢早衰造成的不孕。根据患者 37 岁，月经量少，急躁易怒，神疲乏力，五心烦热，少寐多梦，面部色斑，工作压力大，求子心切，舌淡苔白，脉沉细，辨证为气血瘀滞、肝肾不足证。患者月经量少，笔者主张先调经，再种子，月经规律，经血充盈，是受孕的物质基础。月经不调者当先嘱其避孕，调其经，待月经正常方可开始备孕，此时受孕概率高且受孕后不易流产。而肾藏精，肝藏血，肝肾为经血生化之源，调经种子，重在调补肝肾。本案患者为气血瘀滞、肝肾不足证，治以活血行气、补益肝肾，予五子衍宗丸合左右归丸、柴胡疏肝散，五子衍宗丸合左右归丸以补益肝肾，柴胡疏肝散以疏肝理气。该方覆盆子、酒萸肉、枸杞子、五味子补肾填精，路路通、桂枝温通胞宫之瘀阻，炙淫羊藿以补肾暖宫，宫暖则瘀血得行，香附以疏肝解郁，白术健脾养血，薏苡仁健脾渗湿，炙黄芪、党参补气生血,气旺则血得以生,当归、醋延胡索、鸡血藤、赤芍以活血祛瘀,瘀血得去则新血得生;佐以菊花平肝潜阳,甘草以调和诸药,俾血气内充,则子宫温暖而冲任融和,天癸无不调,自能孕育而生子矣。患者工作压力大,平素情绪急躁,求子心切,故使用家庭疗法,嘱咐其丈夫给予患者鼓励和支持;使用支持疗法,讲述成功案例,激励患者。

案例三

于某; 性别:女; 年龄:33 岁; 职业:职员

【主诉】月经提前,卵巢早衰。

【现病史】患者父亲 2023 年 8 月突然过逝(原因不明),平素悲伤欲哭,面部痤疮,面色萎黄,痛经,月经量少,每月提前。少寐多梦,情绪焦虑,食少纳差,二便调。

【婚育史】已婚,未育。

【体征】舌红少苔,脉细弦。

【西医相关检查】2023 年 12 月 11 日延安医院 B 超:子宫内膜 0.4cm,子宫 5.6cm×4.8cm×3.2cm,左卵巢 1.8cm×1.3cm,右卵巢 3.0cm×2.0cm。结果提示:左侧卵巢萎缩声像。

【诊断】月经先期,卵巢早衰。

【辨证施治】

1. 辨证分型 肝郁脾虚,血瘀气滞。

2. 治疗原则 疏肝理脾,活血化瘀。

3. 处方 逍遥散合桃红四物汤。

红花 10g,川芎 15g,熟地黄 10g,鸡血藤 10g,菊花 15g,益母草 10g,当归 10g,赤芍 10g,阿胶 10g,薄荷 15g,车前子 10g,覆盆子

10g,菟丝子 10g,枸杞子 15g,法半夏 15g,醋香附 15g,炒苍术 20g,炒白术 20g,陈皮 10g,百合 10g,大枣 20g,鸡内金 20g,藿香 15g,炒柴胡 15g,神曲 20g。

每剂 2 日,每日 3 次,每次 150mL,水煎服。

【心理疗法】①支持疗法;②家庭疗法。

【西药治疗】无。

【按语】患者因父亲离世,平素悲伤欲哭,情绪焦虑,食少纳差,各种迹象表明存在一定的心理疾病,导致肝郁脾虚,肝脾不和。肝为藏血之脏,性喜条达而主疏泄,体阴用阳。若七情郁结,肝失条达,或阴血暗耗,或生化之源不足,肝体失养,皆可使肝气横逆,胁痛、寒热、头痛、目眩等证随之而起。"神者,水谷之精气也。"(《灵枢·平人绝谷》)神疲食少,是脾虚运化无力之故。笔者遂用逍遥散疏肝健脾,养血健脾。其中柴胡疏肝解郁,又有当归养血柔肝,尤其当归之芳香可以行气,味甘可以缓急,更是治疗肝郁血虚之要药;白术健脾去湿,使运化有权,气血有源;方中加香附疏肝解郁、理气宽中、调经止痛;用法中加入薄荷少许,疏散郁遏之气,透达肝经郁热。配伍得当,效力更强。同时患者出现痛经,月经量少、每月提前,少寐多梦等症状。笔者根据患者各项体征,采用桃红四物汤加减治疗,桃红四物汤以祛瘀为核心,辅以养血、行气。方中以强劲的破血之品红花为主,力主活血化瘀;以甘温之熟地黄、当归滋阴补肝、养血调经;芍药养血和营,以增补血之力;川芎活血行气、调畅气血,以助活血之功;另加大队活血补血、调经止痛之品,如鸡血藤、益母草、阿胶、大枣等;菊花平抑肝阳;车前子、覆盆子、菟丝子、枸杞子、苍术、陈皮等健脾养肝明目;另外针对少寐多梦、面部痤疮加入百合宁心安神、美容润肤,针对食少纳差加入鸡内金、炒神曲。综合患者病情用药,服用后效果良好。

八、妊娠剧呕

案例

汪某；　性别:女；　年龄:28 岁；　职业:全职太太

【主诉】妊娠剧吐 4 个月。

【现病史】患者自检出尿 hCG 阳性后,反复剧吐,汤米不下,进任何食物皆吐出,神疲乏力。嗜睡耳鸣,情绪焦虑,形体消瘦,以致电解质紊乱。患者与单位领导关系不融洽,领导经常指责批评,怀孕后恐其工作繁重,又被领导打击。

【婚育史】离婚,流产 1 次。

【体征】舌淡苔白,脉弦细。

【西医相关检查】2023 年 10 月 18 日昆明市妇幼保健医院 B 超:孕活胎 12 周 16 天。

【诊断】妊娠呕吐。

【辨证施治】

1. **辨证分型**　肝脾不和,清阳不升,胃气上逆。

2. **治疗原则**　疏肝健脾,降逆止呕,升清降浊。

3. **处方**　逍遥散合藿香正气散加减。

白术 20g,法半夏 15g,陈皮 10g,藿香 20g,茯苓 15g,紫苏叶 15g,砂仁 10g,柴胡 15g,香附 15g,苍术 20g,党参 20g,当归 20g,甘草 10g。

每剂 2 日,每日 3 次,每次 150mL,水煎服。

【心理疗法】①支持疗法;②认知疗法。

【西药治疗】无。

【按语】由于患者自测出尿 hCG 阳性后，恶心头晕、神疲乏力、情绪焦虑，加之与单位领导关系不融洽，领导经常指责批评，怀孕后恐其工作繁重又被领导打击。各种迹象表明患者有一定的心身疾病，导致肝郁脾虚，肝脾不和。肝为藏血之脏，性喜条达而主疏泄，体阴用阳。若七情郁结，肝失条达，或阴血暗耗，或生化之源不足，肝体失养，皆可使肝气横逆，胁痛、寒热、头痛、目眩等证随之而起。"神者，水谷之精气也。"(《灵枢·平人绝谷》)神疲食少，是脾虚运化无力之故。笔者选用逍遥散疏肝健脾、养血健脾。其中柴胡疏肝解郁，又有当归养血柔肝，尤其当归之芳香可以行气，味甘可以缓急，更是肝郁血虚之要药；白术、茯苓健脾去湿，使运化有权，气血有源；炙甘草益气补中，缓肝之急。同时患者出现反复剧吐，汤米不下，进食任何食物皆吐出，笔者结合患者情况对症选方，用藿香正气散，其中半夏、陈皮理气燥湿，和胃降逆以止呕；白术、茯苓健脾运湿以止泻，共助藿香内化湿浊而止吐泻；紫苏叶尚可醒脾宽中，行气止呕。诸药合用，健脾利湿与理气和胃共施，使气机通畅，脾胃调和，清升浊降。同时方中巧妙地加入砂仁理气安胎，温脾止泻。心身同治，切合病机，收到良效，很好地体现了"疏调气机"的治病理念，强调了"欲求临床疗效的提高，勿忘对患者气机之疏调"的宗旨，运用此法，在临床治疗心身疾病时多收获良效，患者对治疗效果颇为满意。

九、乳腺结节

案例

杨某；　性别：女；　年龄：36；　职业：职员

【主诉】乳腺结节。

【现病史】2024 年 1 月体检查出乳腺结节,平素少寐多梦,早醒易惊,神疲乏力,情绪烦躁,华发早脱,月经量少,白带量多,大便干结。因丈夫长年在外地工作久不归家,独自一人养育二女,身心俱疲,工作家务都非常操劳,急躁易怒。

【婚育史】已婚,育二女。

【体征】舌淡少苔,脉细弦。

【西医相关检查】2024 年 1 月 6 日云南大学附属医院乳腺 B 超:①双侧乳房内多发实性占位;②右侧 B1-RAPS3 类;③左侧 B1-RAPS3 类。

【诊断】乳腺结节。

【辨证施治】

1. **辨证分型**　肝郁气滞,肝脾不和。

2. **治疗原则**　疏肝理气,养肝健脾。

3. **处方**　柴胡疏肝汤合归脾汤。

酸枣仁 12g,丹参 15g,茯苓 20g,合欢皮 15g,石菖蒲 12g,天麻 12g,莲子 20g,醋北柴胡 15g,醋香附 15g,炒苍术 15g,法半夏 15g,炒鸡内金 20g,炙甘草 15g,淡竹叶 15g,金银花 15g,连翘 15g,薏苡仁 20g,陈皮 15g,大枣 20g,炒白术 20g,桂枝 20g。

每剂 2 日,每日 3 次,每次 150mL,水煎服。

【心理疗法】①支持疗法;②家庭疗法。

【西药治疗】无。

【按语】乳腺结节是一类乳腺"包块"的通称,绝大部分乳腺结节属于良性。

《医宗金鉴外科心法要诀》曰:"此证乳房结核坚硬,小者如梅,大者如李,按之不移,推之不动,时时隐痛,皮色如常。由肝、脾二经气郁结滞而成。形势虽小,不可轻忽。"患者因丈夫长年在外地工作,久不归家,独自一人养育二女,工作家务繁重,身心俱疲,肝失疏泄,气滞血瘀;肝木乘脾,脾虚不运,痰湿内生;终致瘀血痰湿互结而成乳腺结节。肝主疏泄,性喜条达,患者长期得不到丈夫的支持、陪伴与理解,导致肝气郁滞,气郁日久化火,故见情绪烦躁,急躁易怒;肝郁乘脾,脾气亏虚,故见神疲乏力;脾失健运,化源不足,故见月经量少;发为血之余,血虚失于濡养,故见华发早脱;肝郁脾虚,带脉不固,湿浊下注前阴,故见白带量多;血虚不能养心安神,加之肝火上扰心神,故见少寐多梦,早醒易惊。治宜疏肝理气,养肝健脾。

方选柴胡疏肝汤合归脾汤加减化裁。柴胡疏肝汤疏肝解郁,行气止痛;归脾汤益气补血,健脾养心。其中醋北柴胡、醋香附疏肝解郁;法半夏、陈皮、茯苓、薏苡仁、炒苍术燥湿化痰,丹参、桂枝温通经脉,活血化瘀,与祛痰药合用散结消癥;炒白术、大枣、炙甘草补气健脾,以资化源;酸枣仁、合欢皮、石菖蒲、莲子安神定志。诸药配伍,肝郁得疏,气滞得畅,脾虚得健,痰湿瘀血消散,癥块乃除。

十、多囊卵巢综合征

案例一

王某; 性别:女; 年龄:26 岁; 职业:职员

【主诉】月经先后不定期半年余。

【现病史】患者半年前因恋爱 5 年,吵架分手后,出现月经提前 10 天或推后 20 余天,形体肥胖,体重 71kg,身高 165cm,面部痤疮,情绪急躁,乳房胀痛,工作不顺,月经紊乱,脘腹胀满,大便偏稀。

【婚育史】未婚。

【体征】舌淡苔白,边有齿痕。

【西医相关检查】2023 年 5 月 19 日云南省昆明市甘美医院 B 超:子宫内膜 0.6cm,子宫 6.2cm×5.4cm×4.6cm,左卵巢 3.2cm×2.1cm,右卵巢 2.4cm×1.6cm,双侧卵巢呈多囊样改变。

提示:双侧卵巢多囊样改变声像。

【诊断】多囊卵巢综合征。

【辨证施治】

1. 辨证分型　肝郁脾虚,痰湿内停。

2. 治疗原则　疏肝解郁,祛痰燥湿。

3. 处方　逍遥散合平胃散加减。

柴胡 15g,白芍 15g,当归 20g,茯苓 20g,白术 20g,香附 15g,炙甘草 10g,炒谷芽 30g,炒麦芽 30g,苍术 20g,陈皮 15g,厚朴 15g,半夏 10g,鸡内金 20g,鸡血藤 10g,益母草 10g,川芎 15g。

每剂 2 日,每日 3 次,每次 150mL,水煎服。

【心理疗法】认知治疗。

【西药治疗】无。

【按语】多囊卵巢综合征是生育年龄妇女常见的一种复杂的内分泌及代谢异常所致的疾病,以慢性无排卵和高雄激素血症为特征,主要临床表现为月经周期不规律、不孕、多毛和(或)痤疮,是最常见的女性内分泌疾病。月经先后不定期,是指月经周期或提前或错后 1~2 周者,称为"月经先后无定期",又称"经水先后无定期""月经愆期""经乱"等。主要病因病机多是冲任气血不调，血海蓄溢失常。此患者因恋爱分手后导致月经先后不定期，并伴有形体肥胖、面部痤疮、情绪急躁、乳房胀疼、工作不顺、脘腹胀满、大便偏稀等症。辨证当属肝郁脾虚，痰湿内停。肝郁气结，气机逆乱，加上脾虚不运，痰湿内生，冲任失司，血海蓄溢失常，故而出现月经紊乱。治以疏肝解郁、祛痰燥湿之法，选方以逍遥散合平胃散加减为主。逍遥散是治疗肝郁脾虚血弱证的常用方，方中柴胡疏肝解郁，条达肝气；白芍、当归补血调肝，柔肝缓急，与柴胡相配，既补肝体，又助肝用；白术、茯苓、炙甘草益气健脾，兼以祛除痰湿；又以平胃散（苍术、厚朴、陈皮、甘草）燥湿运脾，行气和胃；加半夏增强燥湿化痰之力；加香附、川芎、益母草可疏肝理气，活血调经；加炒谷芽、炒麦芽、鸡内金可消食和胃，加强脾胃运化之力。全方诸药配伍，肝脾同调，气血兼顾，使脾胃健运，痰湿消散，气血调和，经血按期来潮。

案例二

文某；　性别:女；　年龄:37 岁；　职业:银行职员

【**主诉**】面部痤疮，月经量少（少于 10 片卫生巾）。

【**现病史**】因患者的丈夫外出遭遇意外身亡，患者出现严重睡眠不佳，面色萎黄，乳房胀痛，情绪低落，形体消瘦，少寐眠浅，早醒易惊，口干口苦，牙龈肿痛，大便干结。

【**婚育史**】丧偶。

【**体征**】舌红苔黄，脉细弦数。

【**西医相关检查**】2023 年 8 月 23 日昆明市第一人民医院 B 超:子宫内膜 0.6cm，子宫 6.7cm×5.3cm×4.2cm，左卵巢 2.8cm×2.1cm，

右卵巢 2.6cm×1.7cm,右侧卵巢呈多囊样改变。

【诊断】多囊卵巢综合征。

【辨证施治】

1. **辨证分型**　肝郁气滞,肺胃蕴热。

2. **治疗原则**　疏肝解郁,清肺胃火。

3. **处方**　逍遥丸合四物汤加减。

连翘 15g,白芷 15g,黄芩 15g,蒲公英 15g,焦山楂 20g,野菊 15g,重楼 10g,白术 20g,陈皮 15g,党参 20g,茯苓 20g,木香 10g,薏苡仁 20g,金银花 15g,肉豆蔻 15g,苍术 20g,法半夏 12g,北柴胡 10g,香附 15g,甘草 10g。

每剂 2 日,每日 3 次,每次 150mL,水煎服。

【心理疗法】①支持疗法;②认知疗法。

【西药治疗】无。

【按语】患者因丈夫外出遭遇意外身亡,导致情志不遂,肝郁气滞。肝气郁结,进而导致肺胃失于宣降,津液不布,蕴而成热所致。肝经布胸胁,肝郁气滞,故见乳房胀痛;痰热郁于肌腠,故见面部痤疮;肝郁不疏,累及于心,心神不宁,故见情绪低落,少寐眠浅,早醒易惊;肺胃蕴热,腑气不通,故见口干口苦,牙龈肿痛,大便干结;肝郁乘脾,脾失健运,故见面色萎黄,形体消瘦;脾虚不运,化源不足,故见月经量减少。治宜疏肝解郁,清肺胃火。处方用逍遥丸合四物汤加减化裁。逍遥丸养血健脾,疏肝解郁;四物汤养血活血。其中,北柴胡、香附疏肝解郁;金银花、连翘、黄芩、蒲公英、野菊花、重楼清热解毒,消痈散结;苍术、法半夏、陈皮、白芷燥湿化痰;党参、白术、茯苓、薏苡仁、甘草健脾以滋化源,祛湿以杜生痰之源;肉豆蔻、焦山楂、木香健胃消食,行气醒脾。诸药配伍,肝郁得疏,肺胃郁热得清,痰湿得化,则多囊卵巢综合征逐渐向愈。

案例三

朱某; 性别:女; 年龄:35 岁; 职业:职员

【主诉】月经稀发 3 年余,伴情绪低落 2 年余。

【现病史】患者自述 3 年来月经推后 1~3 个月不等,月经稀发,曾在外院口服"炔雌醇环丙孕酮片"3 个月治疗,服药期间月经规律来潮,停药后病情反复,2 年前无明显诱因感情绪低落,少气懒言,不喜出门,不喜言谈,为求中医治疗故来诊。

刻下症见:月经稀发,情绪低落,郁郁寡欢,少气懒言,形体肥胖(168cm,78kg),乏力汗出,面色㿠白,发油易脱,面部、胸背部痤疮,脘腹胀满,大便溏,纳眠可,小便调。平素月经量少色黯,夹血块,腹痛(++),偶有腰酸,带下量少,无外阴瘙痒。前次月经(PMP)2021 年 10 月 9 日,末次月经(LMP)2021 年 12 月 25 日。

【婚育史】已婚。

【体征】舌淡,苔白腻,边有齿痕,脉弦滑。

【西医相关检查】2022 年 1 月 12 日延安医院性激素六项:睾酮(T)升高,LH/FSH>3,雌二醇(E_2)轻度升高。

2021 年 12 月 20 日延安医院 B 超:子宫内膜 0.4cm,子宫 6.7cm×5.7cm×4.9cm,左卵巢 2.8cm×2.1cm,右卵巢 2.5cm×1.9cm。双侧卵巢同一切面可见多个囊泡状无回声液性暗区,数量大于 12 个,直径在 2~5mm。

提示:双侧卵巢多囊样改变。

【诊断】多囊卵巢综合征、抑郁状态。

【辨证施治】

1. 辨证分型　肝郁气滞,脾虚湿蕴。

2. 治疗原则　疏肝理气活血,健脾消痰除湿。

3. 处方　桃红四物汤合柴胡疏肝散加减。

桃仁 10g,红花 10g,川芎 10g,当归 20g,熟地黄 20g,赤芍 15g,鸡血藤 10g,益母草 10g,连翘 10g,野菊花 10g,炒柴胡 15g,陈皮 10g,醋香附 15g,炙黄芪 30g,党参 20g,苍术 20g,白术 20g,生山楂 20g,炒鸡内金 15g,炒谷芽 30g,炒稻芽 30g,续断 15g,菟丝子 15g,阿胶 15g。

每剂 2 日,每日 3 次,每次 150mL,水煎服。

【心理疗法】①支持疗法;②认知疗法。

【西药治疗】无。

【按语】该患者以"月经稀发 3 年余,伴情绪低落 2 年余"为主诉,诊为多囊卵巢综合征、抑郁状态。患者 2 年前无明显诱因感情绪低落,少气懒言,不喜出门,不喜言谈的抑郁状态。刻下症见:月经稀发,情绪低落,郁郁寡欢,少气懒言,形体肥胖(168cm,78kg),乏力汗出,面色㿠白,发油易脱,面部、胸背部痤疮,脘腹胀满,大便溏,纳眠可,小便调。平素月经量少、色黯、夹血块,腹痛(++),偶有腰酸,带下量少,无外阴瘙痒,月经不调常和肝脾肾、冲任失调密切相关,辨证为肝郁气滞、脾虚湿蕴。以桃红四物汤合柴胡疏肝散加减治疗桃红四物汤加益母草、鸡血藤、阿胶养血活血,以调冲任;情志抑郁导致肝失疏泄,气血不畅,以炒柴胡、醋香附疏肝解郁,调畅气血;肝郁化火,营气不从,逆于腠理,乃生痈肿,发为痤疮,以连翘、野菊花清泻肝热,解毒散结;炙黄芪、党参、苍术、白术、生山楂、炒鸡内金、炒谷芽、炒稻芽益气健脾,消食祛湿;续断、菟丝子补肾气。诸药合用,疏肝理气活血,健脾消痰除湿,配合心理治疗,以获良效。

十一、卵巢早衰

案例一

唐某; 性别:女; 年龄:40岁; 职业:全职太太

【主诉】月经量少2年余。

【现病史】患者在家全职带二娃已15年,丈夫长期在外,聚少离多。2年前患者出现月经量少,平时月经(1~3)/(30~35)天,量极少,仅用护垫即可。伴有情绪低落,兴趣减退,面色萎黄,面部色斑,少寐多梦,头晕耳鸣,腰膝酸软,口干口苦,胸胁部胀满窜痛,大便稀溏。

【婚育史】已婚。

【体征】舌瘀紫,脉细弦。

【西医相关检查】2023年12月5日云南省中医医院抗米勒管激素(AMH)0.23ng/mL;B超示子宫内膜0.5cm,子宫5.1cm×3.8cm×2.9cm,右卵巢2.0cm×1.4cm,左卵巢2.0cm×0.9cm。

【诊断】卵巢早衰。

【辨证施治】

1. 辨证分型 肝肾不足,气滞血瘀。

2. 治疗原则 补益肝肾,理气活血。

3. 处方 左归丸合桃花四物汤加减。

熟地黄20g,山药15g,山黄肉20g,枸杞子15g,盐续断15g,盐杜仲15g,盐菟丝子15g,桑寄生15g,生地黄15g,桃仁10g,红花

10g,当归20g,赤芍20g,川芎15g,麸炒白术20g,焦六神曲15g,党参20g,甘草10g,麸炒苍术20g,炒鸡内金15g。

每剂2日,每日3次,每次150mL,水煎服。

【心理疗法】①家庭治疗;②音乐疗法。

【西药治疗】无。

【按语】卵巢早衰是指女性在40岁之前出现性腺功能减退,表现为继发性闭经、不孕,常伴有不同程度的一系列低雌激素症状,如潮热多汗、面部潮红、性欲低下等。月经过少是指月经周期正常,月经量明显减少,或行经时间不足2日,甚至点滴即净者,又称为经水少或经量过少。其病因病机有虚有实,虚者多因精血亏虚,冲任血海不足,经血乏源而致;实者多由瘀血内停,或痰湿阻滞,冲任壅塞,血行不畅而致。该患者长期全职带娃,与丈夫聚少离多,出现月经量少,情绪低落,兴趣减退,面色萎黄,面部色斑,少寐多梦,头晕耳鸣,腰膝酸软,口干口苦,胸胁部胀满窜痛等症状,当为肝郁气滞,血瘀不行,而致肝肾亏虚、精血不足之虚实夹杂证。治疗以补肝肾、益精血治其本,活血化瘀、行气疏肝治其标。方中熟地黄滋阴补肾,填精益髓;山萸肉补养肝肾,并能涩精,取"肝肾同源"之意;山药补益脾阴,亦能固肾;加枸杞子、盐菟丝子、盐续断、盐杜仲、桑寄生加强滋补肝肾、滋阴壮阳之功,以达阳中求阴;桃仁、红花活血化瘀,兼以消斑;生地黄、当归、赤芍、川芎活血行气,兼以养血和血;又加入党参、白术、甘草、苍术益气健脾,使脾旺气血生化有源;加神曲、鸡内金消食和胃,既可防止甘温滋腻之品碍胃,又可助脾胃运化之力。全方标本兼治,虚实兼顾,活血行气以疏肝郁,滋补肝肾以养肝体,同时又通过补气健脾和胃之法以助气血生化,使精血得补,血海得充,经血盈满而溢。

案例二

金某；　性别:女；　年龄:40 岁；　职业:公务员

【主诉】月经量少(少于 5 片卫生巾)。

【现病史】患者 9 个月阴道不规则流血,于石林妇幼保健院就诊,服地屈孕酮片 2 个月,现在月经提前,伴阴道瘙痒,白带量多,色黄。曾诊断为霉菌性阴道炎外用氟康唑、克霉唑栓。现在仍瘙痒。面黄神疲,情绪焦虑。夫妻分居。

【婚育史】已婚,孕有一子。

【体征】舌淡苔白,脉细弦。

【西医相关检查】2023 年 10 月 23 日石林妇幼保健院白带常规:白细胞(+++),酸碱度 5.3,过氧化氢(++),清洁度 4 度,霉菌(++)。提示霉菌性阴道炎。

B 超检查:子宫内膜 0.6cm,子宫 5.6cm×4.8cm×2.9cm,右卵巢 2.0cm×1.5cm,左卵巢 2.0cm×0.8cm。提示:①卵巢储备功能下降;②双侧附件区未见明显异常。

【诊断】卵巢早衰。

【辨证施治】

1. **辨证分型**　肝肾亏虚,气血瘀滞。

2. **治疗原则**　补益肝肾,活血化瘀。

3. **处方**　四物汤合六味地黄丸加减。

当归 20g,川芎 15g,熟地黄 20g,赤芍 15g,鸡血藤 10g,益母草 15g,白术 20g,陈皮 20g,党参 20g,茯苓 20g,焦山楂 20g,木香 15g,薏苡仁 20g,阿胶 20g,枸杞子 15g,菟丝子 15g,肉豆蔻 10g,炒苍术

20g,法半夏 15g,续断 15g,桑寄生 15g,杜仲 15g,炙黄芪 30g,桂枝 20g,瞿麦 15g。

每剂 2 日,每日 3 次,每次 150mL,水煎服。

【心理疗法】①家庭疗法;②音乐疗法。

【西药治疗】无。

【按语】肾为先天之本,藏精,主生长发育和生殖功能。肝藏血,主疏泄,肝肾所藏精血相生互化是月经孕育的物质基础。患者因肝肾亏虚,肾精不足,肝血亏虚,肝失疏泄,气滞血瘀,发为本病,症见阴道不规则流血;气血亏虚,故见面黄神疲;肝郁不疏则见情绪焦虑;肝郁脾虚,带脉不固,湿浊下注前阴,故见阴道瘙痒,白带量多。治宜补益肝肾,活血化瘀。选方四物汤合六味地黄丸加减化裁。四物汤补血调血,六味地黄丸填精滋阴补肾。《医宗金鉴·妇科心法要诀》曰:"先天天癸始父母,后天精血水谷生。"方中枸杞子、菟丝子、续断、桑寄生、杜仲补肝肾;熟地黄、当归、阿胶滋阴补血;党参、炙黄芪、白术补气健脾以资化源,诚如《景岳全书》曰:"调经之要,贵在补脾胃以滋血之源,养肾气以安血之室。"陈皮、木香行气醒脾,使全方补而不滞;川芎、赤芍、鸡血藤、益母草活血化瘀;茯苓、薏苡仁渗湿健脾;炒苍术、法半夏燥湿运脾;焦山楂、肉豆蔻消食和胃。诸药配伍,滋肾精,补气血,肝血有藏,疏泄如常,瘀血得化,则诸症自愈。

案例三

刘某; 性别:女; 年龄:39 岁; 职业:自由职业

【主诉】月经过少(少于 5 片卫生巾)。

【现病史】2 年前开始月经减少,仅用卫生护垫,与男朋友生一女,14 岁,一直跟其父亲,后感情破裂。患者长期独居,情绪抑郁,焦虑不安,少有性生活,伴少寐多梦,早醒易惊。

【婚育史】未婚,育一女。

【体征】舌红苔黄,脉细弦。

【西医相关检查】2022 年 12 月 15 日云南省中医医院 B 超:子宫内膜 0.3cm,子宫 5.2cm×4.0cm×3.3cm,左侧卵巢 1.7cm×0.9cm,右侧卵巢 2.3cm×1.4cm。

【诊断】卵巢早衰。

【辨证施治】

1. 辨证分型 肝脾不和,肾精亏虚。

2. 治疗原则 调和肝脾,滋补肾精。

3. 处方 左归丸、右归丸合一贯煎加减。

阿胶 20g,当归 20g,熟地黄 20g,菟丝子 20g,续断 20g,焦谷芽 30g,陈皮 10g,枸杞子 10g,桂枝 10g,醋香附 15g,木香 15g,丁香 6g,炙黄芪 30g,川芎 15g,鸡血藤 15g,炒苍术 20g,醋延胡索 15g,赤芍 20g,益母草 15g,菊花 15g,醋北柴胡 15g。

每剂 2 日,每日 3 次,每次 150mL,水煎服。

【心理疗法】①家庭治疗;②认知疗法。

【西药治疗】无。

【按语】因感情不和,患者离异后独居,情志不畅,肝失疏泄,出现情绪抑郁,焦虑不安,肝不藏魂,则见少寐多梦,早醒易惊。睡眠不好,反致脏腑功能衰减,气血耗损,肾精亏虚,卵巢失养则出现早衰征象,因而月经过少。辨证为肝脾不和,肾精亏虚,以左右归丸加一贯煎治疗。阿胶、当归、熟地黄、菟丝子、续断、枸杞子补肾养血;醋北柴胡、醋香附、陈皮疏肝理气解郁;木香、川芎、益母草、延胡索、赤芍、鸡血藤行气活血;桂枝、苍术、丁香温阳燥湿;炙黄芪补气升阳;菊花清泄肝热,以解肝郁所化之热。加以心理疗法之家庭治疗和认知疗法,心身同治以获良效。

十二、带下病

案例一

龚某; 性别:女; 年龄:59 岁; 职业:农民

【主诉】白带量多、色黄半年余。

【现病史】2023 年 6 月复查子宫内膜息肉时发现 HPV33 型阳性,外阴瘙痒,白带量多、色黄,面部色斑,近期因家庭生活事件影响,情绪不佳,少寐多梦,眠浅易醒,神疲乏力,反酸,大便稀溏,每日 1 次,小便调。52 岁绝经,既往患桥本甲状腺炎,现服用左甲状腺素钠片(优甲乐),有甲状腺结节病史。

【婚育史】已婚已育。

【体征】舌暗红,苔腻。

【西医相关检查】2023 年 6 月 12 日云南省中医医院 HPV 检查:33 型阳性。

【诊断】带下病。

【辨证施治】

1. **辨证分型** 脾虚肝郁,湿热下注。

2. **治疗原则** 疏肝健脾,清热利湿。

3. **处方** 完带汤加减。

白术 15g,炙黄芪 30g,苍术 20g,党参 15g,茯苓 20g,醋北柴胡 15g,醋香附 15g,木香 15g,肉豆蔻 15g,陈皮 10g,法半夏 12g,薏苡仁 30g,瞿麦 20g,萹蓄 20g,炒麦芽 30g,炒谷芽 30g,炒鸡内金 15g,焦六神曲 20g,甘草 6g。

每剂 2 日,每日 3 次,每次 150mL,水煎服。

【心理疗法】①支持疗法;②认知疗法。

【西药治疗】无。

【按语】带下病是指带下量异常增多或减少,并伴有色、质、味发生改变的一种疾病,也是妇科的常见病、多发病,临床上常分带下过多和带下过少两种类型。该患者是因白带量多、色黄就诊,并且伴有外阴瘙痒、面部色斑、情绪不佳、少寐多梦、眠浅易醒、神疲乏力等症状,此属脾虚肝郁,带脉失约,湿热下注所致。脾虚则运化失常,气血生化不足,上不能濡养心神,故出现少寐多梦、眠浅易醒、神疲乏力、面部色斑等;脾失健运,湿邪内停,清阳不升,水湿下注,故出现带下量多、大便稀溏;脾虚则肝郁,久而化火,故出现湿从热化、外阴瘙痒、反酸等。治疗当以疏肝健脾,清热利湿,固涩止带为主。选方以完带汤加减,方中黄芪、白术、苍术、党参、茯苓、甘草重在益气健脾,燥湿运脾,使脾运有权,湿邪得祛;柴胡、香附疏肝解郁,调畅气机;木香、肉豆蔻、陈皮、法半夏、薏苡仁理气燥湿化痰,兼以芳香祛湿,渗利湿热;瞿麦、萹蓄清热利湿,活血通经;炒麦芽、焦谷芽、炒鸡内金、焦六神曲重在消食和胃,使中焦脾胃得运,湿邪得化。全方配伍,疏肝健脾以治本,清热利湿以治标,又配以消食和胃之品,使脾胃和,气血足,湿热祛,诸症可愈。

案例二

陈某;　性别:女;　年龄:40 岁;　职业:自由职业

【主诉】阴道炎反复发作近3年。

【现病史】白带量多,呈豆腐渣状,外阴瘙痒,月经色暗。末次月经(LMP)2019年1月10日。多年反复发作,深受困扰,因丈夫长期在外打工,久不归家,缺少关心。加之丈夫包皮过长,又不愿意切除,造成反复感染,也不顾及患者的感受,患者常情绪烦躁却又无奈。

【婚育史】已婚已育。

【体征】舌红苔黄,脉弦细。

【西医相关检查】未见明显异常。

【诊断】带下病。

【辨证施治】

1. **辨证分型** 肝脾不和,湿热下注。

2. **治疗原则** 疏肝理脾,清利湿热。

3. **处方** 逍遥散合龙胆泻肝汤加减。

车前子10g,通草15g,龙胆10g,当归20g,瞿麦15g,萹蓄10g,茯苓30g,薏苡仁30g,生地黄15g,泽泻10g,羌活15g,藿香15g,炒苍术20g,川芎15g,炒黄芪30g,紫草皮15g,益母草15g,炒谷芽30g,炒麦芽30g,炒黄芩10g,山茱萸15g,阿胶12g,北柴胡15g,制香附15g,甘草10g。

每剂2日,每日3次,每次150mL,水煎服。

【心理疗法】①家庭疗法;②支持疗法。

【西药治疗】无。

【按语】《女科证治》曰:"若外感六淫,内伤七情,酝酿成病,致带脉纵弛,不能约束诸脉经,于是阴中有物,淋沥下降,绵绵不断,即所谓带下也。"本证因肝脾不和,湿热循经下注所致。《傅青主女科》言："妇人忧思伤脾,又加郁怒伤肝……致湿热之气蕴于带脉之间。"患者因丈夫长期在外打工,久不归家,缺少关心,忧思伤脾,脾失健运,湿浊内生,加之肝失疏泄,郁而化火,与湿浊相互蕴结,循经下注前阴,故见白带量多,呈豆腐渣状,外阴瘙痒;肝郁化火,故见烦躁易怒。治宜疏肝理脾,清利湿热。方选逍遥散合龙胆泻肝汤加减化裁。逍遥散疏肝解郁,养血健脾;龙胆泻肝汤清肝胆实火,利肝经湿热。其中,北柴胡、香附疏肝解郁;茯苓、薏苡仁渗湿健脾;龙胆、车前子、通草、泽泻、瞿麦、萹蓄清热利湿;黄芩清热燥湿;苍术燥湿运脾;藿香芳香化湿辟秽;川芎、益母草活血祛瘀;黄芪、甘草补气健脾,扶正祛邪;当归、生地黄、阿胶滋阴养血润燥,防苦燥渗利之品伤阴血;炒谷芽、炒麦芽消食和胃,合黄芪、甘草防苦寒伤中。

案例三

朱某; 性别:女; 年龄:30 岁; 职业:职员

【主诉】白带量多、色白,半月余。

【现病史】平素月经规律,末次月经(LMP)2023 年 11 月 18 日。2024 年 1 月 3 日于官渡区关西社区服务中心查解脲支原体 24 小时培养,阳性。胸胁胀满不舒,喜太息,月经量可,纳可寐安,二便调。丈夫长期不回家,聚少离多。

【婚育史】已婚已育。

【体征】舌红苔厚,边有齿痕,脉弦细。

【西医相关检查】2024 年 1 月 3 日昆明市妇幼保健院子宫及附件 B 超:子宫内膜 0.7cm,子宫 5.7cm×4.8cm×2.9cm,右卵巢 2.0cm×1.4cm,左卵巢 2.0cm×1.3cm。提示盆腔少量积液。

【诊断】带下病。

【辨证施治】

1. **辨证分型** 肝郁气滞,脾虚湿盛。

2. **治疗原则** 疏肝解郁,健脾渗湿。

3. **处方** 桃红四物汤合完带汤加减。

瞿麦 10g,萹蓄 10g,茯苓 30g,薏苡仁 30g,车前子 15g,白术 20g,炒苍术 20g,法半夏 12g,陈皮 15g,威灵仙 15g,藿香 15g,桃仁 10g,川芎 15g,阿胶 12g,红花 10g,当归 20g,赤芍 20g,鸡血藤 15g,益母草 15g,熟地黄 20g,甘草 10g。

每剂 2 日,每日 3 次,每次 150mL,水煎服。

【心理疗法】①家庭疗法;②支持疗法。

【西药治疗】无。

【按语】2024 年 1 月 3 日于官渡区关西社区服务中心查解脲支原体 24 小时培养,阳性。加之丈夫长期不回家,聚少离多,缺乏关爱,遇到疾病不免担忧焦虑,思则气结,因而出现胸胁胀满不舒、喜太息等肝气郁结症状。肝郁易于乘脾,导致脾失健运,水湿下注前阴,出现白带量多、色白半月余。舌红苔厚,边有齿痕,脉弦细,为肝郁气滞,湿热内蕴之象。以桃红四物汤加完带汤加减治疗,瞿麦、萹蓄、茯苓、薏苡仁、车前子、白术、炒苍术、法半夏、陈皮、威灵仙、藿香清热除湿,健脾化痰;桃仁、川芎、阿胶、红花、当归、赤芍、鸡血藤、益母草、熟地黄养血活血通经。诸药合用,标本兼治,使木郁达之,脾健湿去,血虚得养,加之心理治疗,则身心康健矣。

十三、子宫腺肌病

案例一

王某； 性别:女； 年龄:42 岁； 职业:职员

【主诉】右少腹隐痛 3 个月余。

【现病史】患者于 2023 年 10 月因与爱人感情问题,拒绝进食两天,右少腹疼痛,于甘美医院就诊,B 超提示子宫腺肌病声像,宫内息肉。服黄体酮后复查 B 超,息肉及腺肌病未缓解,现在少腹隐痛,经期缓解,平素月经规律,末次月经(LMP)2023 年 11 月 23 日,偶有行经腹痛,经前乳胀,纳可寐安,冬天手脚冰凉,面部色斑,二便调。

【婚育史】已婚,育有一子。

【体征】舌紫暗苔白,脉细弦。

【西医相关检查】2023 年 12 月 1 日甘美医院 B 超:子宫内膜 0.8cm,子宫 7.1cm×5.8cm×4.9cm,右卵巢 2.0cm×1.4cm,左卵巢 2.3cm×1.9cm。

提示:①子宫腺肌病声像;②宫内息肉;③左侧卵巢囊肿(黄体囊肿)。

【诊断】子宫腺肌病。

【辨证施治】

1. 辨证分型 肝气郁滞,痰瘀互结。

2. 治疗原则 疏肝解郁,化痰逐瘀。

3. 处方 逍遥散合桂枝茯苓丸、桃红四物汤加减。

当归 20g,川芎 15g,红花 10g,桃仁 10g,熟地黄 15g,赤芍 15g,

益母草 15g,醋香附 15g,醋北柴胡 10g,浙贝母 15g,白芷 12g,法半夏 12g,醋延胡索 15g,桂枝 20g,大枣 15g,炒麦芽 30g,焦谷芽 30g,焦神曲 15g,炒鸡内金 15g,甘草 8g,茯苓 20g,牡丹皮 15g。

每剂 2 日,每日 3 次,每次 150mL,水煎服。

【心理疗法】①认知疗法;②支持疗法。

【西药治疗】无。

【按语】子宫腺肌病是子宫内膜腺体和间质侵入子宫肌层,形成弥漫或局限性的病变,属于妇科临床常见病和疑难病。中医认为此病的发生多因气滞血瘀、痰湿阻滞所导致,常常引起少腹疼痛、癥瘕积聚等。该患者以右少腹隐痛 3 个月余就诊,其发病是由于家庭矛盾导致情绪过激,出现右少腹疼痛、经前乳胀、面部色斑等症,此为肝气郁滞,脾虚不运,痰湿内生,阻滞气血运行,形成痰瘀互结之证,故笔者治以疏肝解郁、化痰逐瘀之法,方用逍遥散合桂枝茯苓丸、桃红四物汤。方中桃仁、红花活血化瘀止痛;当归、川芎、熟地黄、赤芍、益母草滋阴养血,行气活血;香附、柴胡、延胡索疏肝解郁,行气止痛;桂枝辛甘而温,温通血脉,以行瘀滞;茯苓、甘草渗湿祛痰,以助消癥之功,同时又可健脾益胃,扶助正气;牡丹皮、赤芍既可活血以散瘀,又能凉血以清退瘀久所化之热;贝母、半夏化痰散结;炒麦芽、焦谷芽、焦神曲、炒鸡内金消食健脾和胃,麦芽可疏肝解郁,鸡内金又可以散结消癥。诸药配伍,气血同调,痰瘀并治,重在疏肝理气,化痰逐瘀而止痛。

案例二

杨某；　性别:女；　年龄:29 岁；　职业:工程师

【主诉】行经腹痛。

【现病史】长期工作压力过大,焦虑,情绪低落,不愿意向外表达,性格内向,形体消瘦,面色萎黄。月经量正常,有血块,少腹疼痛,畏寒肢冷,神疲乏力,大便偏稀。

【婚育史】已婚,未育。

【体征】舌暗红,脉细弦。

【西医相关检查】2023年9月2日昆华医院B超:子宫内膜0.7cm,子宫7.1cm×6.8cm×5.7cm,右卵巢2.0cm×2.4cm,左卵巢2.0cm×1.6cm。

提示:①右侧卵巢多囊样改变;②子宫内膜息肉;③子宫腺肌病声像。

【诊断】子宫腺肌病。

【辨证施治】

1. **辨证分型** 冲任虚寒,气滞血瘀。

2. **治疗原则** 温经散寒,养血祛瘀。

3. **处方** 血府逐瘀汤合温经汤加减。

当归15g,熟地黄20g,鸡血藤15g,木香15g,香附15g,莲子20g,延胡索15g,陈皮15g,益母草15g,野菊花12g,炒酸枣仁12g,覆盆子15g,白术20g,丁香10g,法半夏15g,阿胶12g,连翘15g,藿香15g,荔枝核15g,川芎15g,炒柴胡10g,炙甘草10g,吴茱萸9g,桂枝15g。

每剂2日,每日3次,每次150mL,水煎服。

【心理疗法】①认知疗法;②音乐疗法。

【西药治疗】无。

【按语】《诸病源候论》曰:"妇人月水来腹痛者,由劳伤气血,以致体虚,受风冷之气客于胞络,损伤冲任之脉。"本证因冲任虚寒,气滞血瘀所致。冲为血海,任主胞胎,冲任虚寒,寒凝血瘀,阻滞不通,不通则痛,故见经行腹痛,得温减轻,畏寒肢冷,月经夹有血块;患者长期工作压力过大,肝气不疏,肝郁气滞,气不能行血,则血瘀,气滞血瘀合上寒凝血瘀,瘀血阻滞更甚,故经行腹痛愈发加重;肝郁乘脾,脾虚失运,故见面色萎黄,神疲乏力,形体消瘦,大便偏稀;肝郁不疏,故见焦虑,情绪低落,性格内向。治宜温经散寒,养血祛瘀。方选温经汤合血府逐瘀汤加减化裁。温经汤温经散寒,养血祛瘀;血府逐瘀汤活血化瘀,行气止痛。其中吴茱萸、桂枝温经散寒止痛;当归、熟地黄、阿胶养血润燥;川芎、延胡索、益母草、鸡血藤活血祛瘀,行气止痛;白术、炙甘草补气健脾以资化源;法半夏、陈皮、荔枝核燥湿化痰散结;炒柴胡、香附、木香行气疏肝。诸药配伍,共奏温经散寒、养血祛瘀、行气止痛之功,则冲任虚寒、气滞血瘀之子宫腺肌病逐渐向愈。

十四、HPV 高危感染

案例一

李某；　性别:女；　年龄:38 岁；　职业:职员

【主诉】宫颈 HPV52 型感染 3 年。

【现病史】家住河南郑州,丈夫在昆明工作 20 余年,孩子叛逆,一人带娃,兼上班工作,伴少寐多梦,早醒易惊,月经量少(少于 5 片卫生巾),形体消瘦,面色萎黄。

【婚育史】已婚,育一子。

【体征】苔淡,脉细弦。

【西医相关检查】2023 年 3 月 3 日河南郑州第一人民医

院B超示：子宫内膜0.3cm，子宫5.1cm×3.8cm×2.9cm，右卵巢1.5cm×1.0cm，左卵巢4.3cm×3.0cm。提示：①子宫内膜薄，宫颈多发纳氏囊肿；②左侧附件区囊性包块，考虑卵巢囊肿。

【诊断】宫颈HPV52型感染。

【辨证施治】

1. 辨证分型 肝气不疏，正气亏虚，营血不足。

2. 治疗原则 疏肝健脾，补益气血。

3. 处方 逍遥散合八珍汤加减。

醋柴胡10g，当归20g，炒白芍15g，炒白术20g，陈皮15g，党参20g，茯苓30g，炙黄芪30g，焦山楂20g，木香15g，砂仁15g，薏苡仁30g，豆蔻15g，苍术20g，龙胆10g，川芎15g，熟地黄15g，杜仲15g，桑寄生15g，车前子15g，枸杞子15g，黄芩10g，甘草10g。

每剂2日，每日3次，每次150mL，水煎服。

【心理疗法】①认知疗法；②家庭疗法。

【西药治疗】无。

【按语】宫颈感染人乳头瘤病毒（HPV）可以导致宫颈病变，持续HPV感染，尤其是高危型，有致宫颈癌发生的风险，需要积极提高身体的免疫力以帮助清除病毒。患者因宫颈HPV52型感染3年就诊。平素由于和丈夫常年分居，独自一人带娃，加上工作压力，导致精神紧张、焦虑失眠、少寐多梦、早醒易惊、月经量少等症。笔者认为此属肝气郁滞，脾虚不运，正气亏虚，营血不足之证。肝性喜条达，恶抑郁，为藏血之脏，若精神紧张，情志不畅，肝木失于条达之性，则致肝郁气滞；"见肝之病，知肝传脾"（《金匮要略》），故肝郁则脾虚，脾失于运化水谷精微之气，则气血生化不足，气失去固护之性，血失去濡养之能，因此邪毒侵袭乘虚而入。治疗当以疏肝健脾、补益气血之法,故选用疏肝健脾的常用方逍遥散和补益气血的八珍汤加减。方中柴胡疏肝解郁,使肝气条达,情志舒畅;当归、白芍养血和血,柔肝缓急,加川芎、熟地黄,加强补血调血之功;党参、白术、茯苓、甘草为甘温平补脾胃之剂,使脾旺以防木乘,加黄芪大补元气,以增强固护肌表之力,防止邪气内侵;木香、砂仁、豆蔻、薏苡仁、黄芩、龙胆、车前子重在理气化湿、清利湿热,使气行则湿化,湿祛则毒消;由于患者还有月经量少、卵巢早衰迹象,故又加入杜仲、桑寄生、枸杞子滋补肝肾,使精血充足,精神无虞。

案例二

孙某;　性别:女;　年龄:39 岁;　职业:餐饮职业

【主诉】宫颈 HPV 感染 16 型 3 年。

【现病史】餐饮职业,压力甚大,焦虑不安,情绪低落,白带色黄量多,近两个月月经不规律,末次月经(LMP)2023 年 11 月 21 日,前次月经(PMP)2023 年 9 月 24 日。头晕,神疲乏力,用眼时头晕明显,偶有恶心欲吐、头痛、双腿酸软,食欲减退,眠浅易醒,大便不成形,两日 1 行,小便正常,现外用干扰素、保妇康栓。

【婚育史】已婚已育,育有一子。

【体征】舌红苔黄,脉沉细。

【西医相关检查】2023 年 11 月 7 日昆明市延安医院 B 超提示:子宫内膜 0.5cm,子宫 6.0cm×5.8cm×4.6cm,左侧卵巢 2.2cm×1.5cm,右侧卵巢 3.6cm×2.0cm,囊性包块。提示:①右侧附件区囊性包块,性质待定;②左侧卵巢多囊样改变;③盆腔积液。

【诊断】宫颈 HPV 感染。

【辨证施治】

1. **辨证分型**　湿热下注,肝郁脾虚。

2. **治疗原则**　清利湿热,疏肝健脾。

3. **处方**　龙胆泻肝汤合六君子汤、四逆散加减。

木香 15g,党参 20g,茯苓 20g,陈皮 15g,法半夏 12g,炒白术 20g,薏苡仁 30g,红花 10g,桃仁 10g,当归 20g,赤芍 15g,川芎 15g,鸡血藤 15g,阿胶 12g,益母草 15g,龙胆 8g,熟地黄 15g,茵陈 15g,紫草皮 12g,车前子 15g,天麻 15g,藿香 15g,炒谷芽 30g,甘草 10g,炒麦芽 30g,焦山楂 15g,炒苍术 20g。

每剂 2 日,每日 3 次,每次 150mL,水煎服。

【心理疗法】①音乐疗法;②认知疗法。

【西药治疗】无。

【按语】本证因湿热下注,肝郁脾虚所致。肝主疏泄,性喜条达,患者长期工作压力大,肝失疏泄,肝气不疏,肝郁乘脾,脾虚失运,内生湿浊,郁而化热,湿热循经下注前阴,故见白带色黄量多;脾胃气虚,运化乏力,胃气上逆,故见神疲乏力,食欲减退,恶心欲吐,大便不成形;肝郁不疏,心神不宁,故见情绪低落,焦虑不安,眠浅易醒。治宜清利湿热,疏肝健脾。方选龙胆泻肝汤、六君子汤、四逆散化裁。龙胆泻肝汤清肝胆实火,利肝经湿热;六君子汤益气健脾,燥湿化痰;四逆散透邪解郁,疏肝理脾。其中龙胆、车前子、茵陈清热利湿;炒苍术、法半夏燥湿运脾;藿香芳香化湿辟秽;茯苓、薏苡仁渗湿健脾;桃仁、红花、赤芍、川芎、益母草、鸡血藤活血祛瘀;党参、炒白术、甘草补气健脾;当归、阿胶、熟地黄养血柔肝润燥,防渗利之品伤阴;与党参、白术、甘草合用,气血双补,扶正祛邪;木香、陈皮行气醒脾;炒谷芽、炒麦芽、焦山楂消食和胃,合党参、炒白术、甘草防苦寒伤中。诸药配伍,共奏清利湿热、疏肝健脾之功,则湿热下注、肝郁脾虚所致的宫颈 HPV 高危感染逐渐向愈。

案例三

应某;　性别:女;　年龄:36 岁;　职业:教师

【**主诉**】HPV16、33 型阳性。

【**现病史**】患者为小学班主任,平素工作压力大,情绪焦虑,休息时间少,比较劳累,腰酸乏力,胸胁胀闷不舒,面部痤疮,口干口苦,不寐多梦,痛经,大便黏腻。

【**婚育史**】已婚,育有二子。

【**体征**】舌红苔黄腻,脉弦数。

【**西医相关检查**】未见明显异常。

【**诊断**】HPV 高危感染。

【**辨证施治**】

1. **辨证分型**　肝脾不调,湿热内蕴。

2. **治疗原则**　调和肝脾,清利湿热。

3. **处方**　龙胆泻肝汤合四逆散加减。

阿胶 10g,川芎 10g,熟地黄 15g,鸡血藤 15g,苍术 20g,焦山楂 20g,炒薏苡仁 30g,法半夏 12g,紫草 10g,瞿麦 15g,萹蓄 15g,龙胆 10g,当归 20g,炙黄芪 30g,枸杞子 15g,丁香 10g,党参 20g,茵陈 15g,甘草 10g,藿香 15g,北柴胡 10g,香附 15g,续断 15g,菟丝子 15g,大枣 20g。

每剂 2 日,每日 3 次,每次 150mL,水煎服。

【心理疗法】①支持疗法;②音乐疗法。

【西药治疗】无。

【按语】患者为小学班主任,平素工作压力大,休息时间少,比较劳累,以致心身俱疲,出现情绪焦虑、腰酸乏力、胸胁胀闷不舒、面部痤疮、口干口苦、不寐多梦、痛经、大便黏腻、舌红苔黄腻、脉弦数等症状,辨证为肝脾不调,湿热内蕴。以龙胆泻肝汤加四逆散治疗。气血不足,则以阿胶、川芎、熟地黄、鸡血藤、当归、炙黄芪、枸杞子、甘草、党参气血双补;北柴胡、香附疏肝解郁行气以调畅情志;苍术、焦山楂、炒薏苡仁、法半夏、紫草、茵陈、藿香、瞿麦、萹蓄、龙胆清利湿热,则 HPV 无适宜生存的内环境;续断、菟丝子补益肾气,培元固本。在用药物调理身心的同时,加上支持疗法和音乐疗法以获良效。

十五、经间期出血

案例一

敬某; 性别:女; 年龄:25岁; 职业:教师

【主诉】月经干净 1 周,少许阴道出血。

【现病史】月经量多,色鲜红并夹有少量血块。面部痤疮,形体肥胖,担任小学班主任,工作压力甚大,食少纳呆,神疲乏力,情绪烦躁易怒,牙龈肿痛,头晕目眩,少寐多梦。

【婚育史】未婚。

【体征】舌红苔黄,脉细无力。

【西医相关检查】未见明显异常。

【诊断】经间期出血。

【辨证施治】

1. 辨证分型 肝郁化火,血热妄行。

2. 治疗原则 疏肝解郁,清热泻火止血。

3. 处方 丹栀逍遥散合二至地黄丸加减。

牡丹皮 15g,炒栀子 10g,醋柴胡 10g,香附 15g,当归 20g,赤芍 20g,茯苓 30g,白术 20g,生地黄 15g,酒萸肉 20g,山药 20g,阿胶 15g,北沙参 12g,金银花 15g,连翘 15g,龙胆 10g,野菊花 12g,蒲公英 15g,重楼 10g,五味子 10g,枸杞子 15g,墨旱莲 15g,女贞子 10g。

每剂 2 日,每日 3 次,每次 150mL,水煎服。

【心理疗法】①支持疗法;②松弛疗法。

【西药治疗】无。

【按语】经间期出血,一般指在两次月经中间,出现周期性的少量阴道出血,又称为排卵期出血。中医认为,女性月经周期的气血阴阳变化规律,与自然界的海潮和日月的阴晴圆缺等周而复始的规律活动一致,符合阴阳消长转化的规律。具体来说,经间期是继经后期由阴转阳、由虚至盛之时期,此时血海空虚,阴精不足,经血正在储备阶段,此时血溢于外,多因热伤血络、阴虚火旺、瘀热阻滞。该患者因工作压力大导致食少纳呆、神疲乏力、情绪烦躁易怒等症,此属肝郁脾虚化火之证;火热上攻,则出现牙龈肿痛、头晕目眩、少寐多梦;火伤血络,则经血妄行。故治疗当以疏肝解郁、清热泻火止血之法。方中牡丹皮、栀子、龙胆、重楼入肝经,可清热泻火,凉血解毒;醋柴胡、香附疏肝理气,解郁透热;生地黄、当归、赤芍清热凉血,化瘀止血;脾主统血,脾虚则失于统血,用白术、茯苓、山药、沙参健脾养胃,以助脾胃运化之力,使脾气旺,统摄有权;阿胶、枸杞子、墨旱莲、女贞子滋阴养血,凉血止血;金银花、连翘、野菊花、蒲公英清热解毒,凉血消肿。全方疏肝健脾益气以治本,清热泻火止血以治标,肝脾同调,标本兼顾,使火热得去,血海安谧,经血自止。

案例二

王某; 性别:女; 年龄:17岁; 职业:学生

【主诉】月经干净1周少许,阴道出血1年。

【现病史】高三学生,压力较大,情绪急躁,低落不安,大便泄泻,腹痛腹胀,华发早脱,少寐多梦,经期少腹疼痛,月经量少,色偏红且夹有少量血块,偶见头晕,腰膝酸软,四肢不温。

【婚育史】未婚。

【体征】舌尖红,脉弦数。

【西医相关检查】未见明显异常。

【诊断】经间期出血。

【辨证施治】

1. **辨证分型** 肝肾阴虚,肝郁气滞。

2. **治疗原则** 调补肝肾,疏肝理气。

3. **处方** 六味地黄丸合柴胡疏肝散加减。

茯苓20g,熟地黄15g,枸杞子15g,山药20g,黄芩15g,重楼10g,芡实10g,杜仲15g,续断15g,炒麦芽30g,白术20g,苍术20g,陈皮15g,酒萸肉15g,阿胶12g,藿香15g,金银花15g,肉豆蔻15g,北柴胡10g。

每剂2日,每日3次,每次150mL,水煎服。

【心理疗法】①音乐疗法;②松弛疗法。

【西药治疗】无。

【按语】本证因患者禀赋不足,天癸未充,以致肾阴偏虚,虚火耗阴,精亏血损,于氤氲之时,阳气内动,虚火与阳气相搏,损伤血络,冲任不固,导致阴道出血。阴虚日久损耗阳气,阳气不足,统摄无权,血海不固,以致出血反复发作,持续 1 年之久。患者学习压力较大,肝失疏泄,郁而化火,故见情绪急躁,低落不安;肾藏精,其华在发,肾阴不足,故见华发早脱;肾为先天之本,主骨生髓,肾阴不足,骨髓不充,故见腰膝酸软;肝肾不足,髓海空虚,故见头晕;肝肾不足,阴血匮乏,故见月经量少;气滞不能行血则瘀血,故见经血夹有血块;肝郁化火,上扰心神,故见少寐多梦。治宜调补肝肾,疏肝理气。方选六味地黄丸合柴胡疏肝散加减化裁。六味地黄丸填精滋阴补肾;柴胡疏肝散疏肝解郁,行气止痛。其中,熟地黄、山药、酒萸肉肝脾肾并补,以补肾阴为主;枸杞子补肝阴;杜仲、续断补肝肾,强筋骨;阿胶养血止血;白术补气健脾以资化源;茯苓健脾渗湿,使诸补益之品滋而不腻;北柴胡疏肝行气;肉豆蔻、陈皮、炒麦芽化湿和胃,行气醒脾。诸药合用,共奏调补肝肾、疏肝理气之功,使肝肾阴虚、肝郁气滞之经间期出血逐渐向愈。

十六、乳腺结节

案例

任某; 性别:女; 年龄:31 岁; 职业:教师

【主诉】乳腺多发结节。

【现病史】患者月经淋漓,行经不畅,经前乳房胀痛,形体肥胖。因与丈夫感情问题,情绪急躁,抑郁寡欢,少寐多梦,早醒易惊,腹胀,神疲乏力,纳食不佳,大便黏腻不爽。

【婚育史】离异,育二子。

【体征】舌质暗,苔白腻,脉涩。

【西医相关检查】2023 年 12 月 5 日云南省中医医院左侧乳腺彩超:①左乳 1 点方向低回声结节,BI–RADS3 类;②左侧腋窝多发淋巴结;③必要时建议乳腺 MRI 进一步检查。

【诊断】乳腺结节。

【辨证施治】

1. **辨证分型** 肝郁脾虚,痰气互结。

2. **治疗原则** 疏肝健脾,化痰散结。

3. **处方** 逍遥散合六君子汤加减。

北柴胡 10g,当归 15g,白芍 15g,山药 15g,熟地黄 15g,酒萸肉 20g,枸杞子 15g,炙黄芪 20g,党参 20g,陈皮 15g,法半夏 12g,苍术 20g,茯苓 20g,甘草 10g,焦神曲 15g,鸡内金 15g,重楼 10g,阿胶 10g,连翘 15g,通草 15g。

每剂 2 日,每日 3 次,每次 150mL,水煎服。

【心理疗法】①认知疗法;②移精变气法。

【西药治疗】无。

【按语】乳腺结节,指乳房上出现形状大小不一的肿块,疼痛时有时无,常与月经周期相关为主要表现的乳腺组织的良性增生性疾病,根据临床症状可分为乳腺增生、乳腺纤维瘤、浆细胞性乳腺炎等。该病属于中医乳癖之范畴,好发于 30 ~ 50 岁妇女,约占全部乳腺疾病的 75%,是临床上最常见的乳房疾病。《疡科心得集·辨乳癖乳痰乳岩论》曰:“有乳中结核,形如丸卵,不疼痛,不发寒热,皮色不变,其核随喜怒消长,此名乳癖。”此患者因与丈夫感情问题,出现情绪急躁、抑郁寡欢、少寐多梦、早醒易惊、腹胀、神疲乏力、纳食不佳等症,其病因病机主要由于情志不遂,或受到精神刺激,导致肝气郁结,气机阻滞,思虑伤脾,脾失健运,痰浊内生,肝郁痰凝,气血瘀滞,阻于乳络而发。正如清代余听鸿《外证医案汇编》所说:"乳症,结云肝脾郁结。"笔者以逍遥散合六君子汤加减治疗,并配合心理疗法。方中柴胡疏肝解郁,调畅气机;当归、白芍养血和血,柔肝缓急;黄芪、党参、茯苓、苍术、山药、甘草重在补气健脾,兼以祛湿;半夏、陈皮燥湿化痰,理气和胃;连翘、重楼可清热解毒散结;通草可畅行十二经络;由于患者平时有月经淋漓、行经不畅之症,多属于肝肾亏虚,冲脉不固,故又加入熟地黄、山萸肉、枸杞子、阿胶滋补肝肾,养血止血。诸药配伍,肝脾同治,气血同调,标本兼顾,使肝气条达,脾运有权,气血畅通,痰湿消散。

十七、月经不调

案例一

李某; 性别:女; 年龄:35 岁; 职业:职员

【主诉】月经量少 2 年。

【现病史】月经量少,色暗,有血块,有腥臭味,痛经,月经每次提前 1 周,白带色黄,有异味,经间期出血,畏寒肢冷,手心汗多。情绪抑郁,少寐多梦,早醒易惊,因与丈夫经常吵架,工作压力过大,月经紊乱已有 2 年。

【婚育史】已婚,育有一子。

【体征】舌红苔黄,脉细弦。

【西医相关检查】2023 年 12 月 17 日云南省中医医院 B 超:子宫内膜 1.2cm;子宫 5.3cm×4.8cm×3.9cm;右侧卵巢 2.9cm×1.5cm;

左侧卵巢 2.9cm×1.5cm。提示：①子宫肌瘤；②双侧附件区未见明显异常。

【诊断】月经不调(月经量少)。

【辨证施治】

1. 辨证分型 肝郁脾虚,冲任不固。

2. 治疗原则 疏肝健脾,调补冲任。

3. 处方 逍遥散合胶艾四物汤加减。

炒柴胡 15g,香附 15g,阿胶 10g,当归 20g,川芎 15g,熟地黄 20g,赤芍 20g,艾叶 15g,桂枝 15g,茯苓 20g,菟丝子 15g,续断 15g,杜仲 15g,炒麦芽 30g,炒谷芽 30g,甘草 10g,苍术 20g,黄柏 10g,薏苡仁 20g,炒黄芩 10g,重楼 10g。

每剂 2 日,每日 3 次,每次 150mL,水煎服。

【心理疗法】①认知疗法;②支持疗法。

【西药治疗】米氮平。

【按语】月经过少是指月经周期基本正常,月经量明显减少,或行经时间不足 2 日,甚或点滴即净者。一般认为月经量少于 30mL 为月经过少。《脉经》曰:"经水少,不如前者,何也? 师曰:曾更下利,若汗出、小便利者可,何以故? 师曰:亡其津液,故令经水少。"患者因家庭、工作等原因导致月经量少、痛经、月经前期、白带异常、经间期出血等一系列疾病,其病因病机较为复杂,但其根本原因在于肝郁脾虚,肝脾不调所致。"气有余则为火",肝郁日久则生内热,火热易扰乱血室,使冲脉失约,故可见月经提前,经间期出血;肝郁则会乘脾,导致脾虚不运,湿邪内生,日久化热下注于前阴则出现白带色黄,有异味;由于脾主四肢,脾虚则阳气内郁,不能达与四肢,故见畏寒肢冷,手心汗多;其情绪抑郁、少寐多梦、早醒易惊均为肝郁血虚,不能濡养心神所致。故治疗重在疏肝健脾,调补冲任,以逍遥散合胶艾四物汤加减为主。方中柴胡、香附胡疏肝解郁,调畅气机;当归、赤芍、川芎、熟地黄养血和血,滋补肝肾,兼有活血行气之功;阿胶、艾叶养血补血,固冲摄血;菟丝子、续断、杜仲调补肝肾,补阳益阴;苍术、黄柏、薏苡仁取三妙丸之意,清热燥湿止带;炒黄芩、重楼清热凉血止血;炒麦芽、炒谷芽、甘草健脾和胃,固护中焦之气。全方用药配伍严谨,切中病机,用古人之方又不拘泥于古人之法,体现了"方之用,变也"。

案例二

赵某;　性别:女;　年龄:36 岁;　职业:公务员

【主诉】月经量少(≤5 片卫生巾),结婚 2 年。

【现病史】近半年月经量少,2023 年 2 月行人工流产一次,因夫妻感情原因离异,食少纳差,神疲乏力,腰膝酸软,华发早脱,形体消瘦,少寐多梦,乳房胀痛,情绪低落,烦躁不安,嗳气,反酸。

【婚育史】离异,无子。

【体征】舌红少苔,脉细弦。

【西医相关检查】2023 年 11 月 19 日会泽县中医医院妇科激素检测:FSH 11.34;LH 3.70;FSH/LH>2。

【诊断】月经不调(月经量少)。

【辨证施治】

1. **辨证分型**　肝气不疏,气滞血瘀。

2. **治疗原则**　疏肝解郁,行气化瘀。

3. **处方**　四物汤合六味地黄丸、逍遥散加减。

当归 20g,川芎 15g,熟地黄 20g,赤芍 15g,鸡血藤 15g,益母草

15g,阿胶 10g,菟丝子 15g,枸杞子 15g,续断 15g,杜仲 15g,桑寄生 15g,北柴胡 10g,香附 15g,炒麦芽 20g,炒稻芽 20g,苍术 15g,白术 15g,陈皮 15g,焦神曲 15g,莲子 20g,桑椹 15g,菊花 12g,甘草 10g,炙黄芪 30g。

每剂 2 日,每日 3 次,每次 150mL,水煎服。

【心理疗法】①支持疗法;②移精变气法。

【西药治疗】无。

【按语】患者因夫妻感情原因离异,肝气不疏,肝郁乘脾,脾失健运,化源不足;气滞不能行血则血瘀,气血亏虚,瘀血阻滞导致月经过少。肝郁不疏,气郁化火,故见情绪低落,烦躁不安,乳房胀痛;脾胃气虚,胃气上逆,故见神疲乏力,形体消瘦,食少纳差,嗳气,反酸;肾阴精不足,故见腰膝酸软,华发早脱;血虚不能养心,故见少寐多梦。治宜疏肝解郁,行气化瘀。方选四物汤合六味地黄丸、逍遥丸加减。四物汤补血调血;六味地黄丸填精滋阴补肾;逍遥丸疏肝解郁,养血健脾。其中熟地黄、当归、阿胶、桑椹滋阴补肾,养血调经;炙黄芪、白术、甘草补气健脾,气旺血生,正如《证治准绳》曰:"虽心主血,肝藏血,亦皆统摄于脾,补脾和胃,血自生矣。"菟丝子、枸杞子、续断、杜仲、桑寄生补肝肾以益精血;川芎、赤芍、鸡血藤、益母草活血化瘀;北柴胡、香附疏肝解郁行气;炒麦芽、炒稻芽、焦神曲消食和胃。诸药合用,气血双补,肾虚得复,肝郁得疏,则诸症自愈。

十八、产后抑郁

案例

雷某; 性别:女; 年龄:38 岁; 职业:自由职业

【**主诉**】产后失眠半年余。

【**现病史**】患者自述 1 年前本不打算要小孩,因意外怀孕,身份难以转变,无法适应,导致孕期抑郁焦虑。顺利生产后一直入睡困难,情绪低落,兴趣减退,无法带孩子,无法工作,月经量少,面部色斑,伴神疲食少,健忘心悸,大便泄泻。

【**婚育史**】已婚,顺产一子。

【**体征**】舌红少苔,脉细弦。

【**西医相关检查**】未见明显异常。

【**诊断**】产后抑郁。

【**辨证施治**】

1. **辨证分型**　心脾两虚,肝气郁滞。

2. **治疗原则**　补脾养心,疏肝解郁。

3. **处方**　归脾汤合逍遥散加减。

黄芪 30g,党参 20g,龙眼肉 15g,甘草 10g,当归 15g,白术 20g,醋柴胡 10g,赤芍 20g,熟地黄 15g,鸡血藤 15g,益母草 15g,远志 12g,菖蒲 15g,茯神 15g,莲子 20g,百合 20g,合欢皮 20g。

每剂 2 日,每日 3 次,每次 150mL,水煎服。

【**心理疗法**】①家庭疗法;②认知疗法。

【**西药治疗**】艾司唑仑。

【**按语**】患者因产后抑郁失眠半年余就诊,从发病原因和症状可以看出,此为肝气郁滞导致心脾两虚之证。由于意外怀孕导致该患者精神压力大,孕期抑郁焦虑,故而产后其症状不但没有缓解,反而加重,出现入睡困难,情绪低落,兴趣减退,无法带孩子,无法工作,月经量少,面部色斑,伴神疲食少、健忘心悸、大便泄泻等症。由于长期精神抑郁,情志不畅,肝气不疏,脾虚失于运化水谷精微之气，气血生化乏源，因此气虚不能养心体，血虚不能养心神，可见失眠、健忘、心悸等症。故治疗以补脾养心、疏肝解郁为主，选方以归脾汤合逍遥散加减为主。方中黄芪、党参、白术、甘草甘温益气，重在补脾，使脾旺气血生化有源；当归、龙眼肉、熟地黄滋阴养血，补心安神；柴胡、合欢皮疏肝理气，解郁安神；远志、菖蒲、茯神、莲子、百合交通心肾，补心安神；赤芍、鸡血藤、益母草活血化瘀通经。以上诸药配伍，心脾肝同治，气血同调，以健脾补心、养血安神为主。

第三章

皮肤科心身疾病

一、神经性皮炎

案例

杨某； 性别:男； 年龄:42岁； 职业:工人

【主诉】双眼睑、颈部、小腿外侧红色片条状丘疹3年。

【现病史】患者3年前在其腿部、颈部、眼皮等部位出现红色片条状丘疹,瘙痒难耐,抓破后流津结痂,反复不愈,伴有睡眠不佳、食少纳差、喜叹息、大便泄泻、形体消瘦、情绪不佳。患者5年前因单位破产倒闭,闲居在家,靠社保维持生活,儿子的生活、学习等费用靠其妻子在外做小生意为主。

【婚育史】已婚,育一男一女。

【体征】舌苔白腻,脉细弦动。

【西医相关检查】未见明显异常。

【诊断】神经性皮炎。

【辨证施治】

1. **辨证分型** 肝郁脾虚,湿热内蕴。

2. **治疗原则** 疏肝健脾,清热燥湿。

3. **处方** 消风散合丹栀逍遥散加减。

龙胆8g,苍术20g,当归15g,牡丹皮15g,赤芍15g,白术20g,陈皮15g,木香15g,通草10g,茯苓20g,薏苡仁30g,党参20g,柴胡15g,郁金15g,莲子20g,合欢皮20g,白鲜皮15g。

每剂2日,每日3次,每次150mL,水煎服。

【心理疗法】①支持疗法;②音乐疗法。

【西药治疗】无。

【按语】神经性皮炎是以阵发性剧痒和皮肤苔藓样变为特征的慢性炎症性皮肤神经功能障碍性皮肤病。3年前患者腿部、颈部、眼皮等部位出现红色片条状丘疹,瘙痒难耐,抓破后流津结痂,反复不愈,诊断为神经性皮炎,当有情志改变的影响。询问患者,5年前因单位破产倒闭,闲居在家,靠社保维持生活,儿子的生活、学习等费用靠其妻子在外做小生意为主,因此精神压力较大,容易导致肝失疏泄,情绪不佳,喜叹息,进而影响脾胃功能,伴有睡眠不佳、食少纳差、大便泄泻、形体消瘦。舌苔白腻、脉细弦动为肝郁脾虚,湿热内蕴之征。以消风散合丹栀逍遥散加减治疗,方中龙胆、苍术、白术、陈皮、木香、通草、茯苓、薏苡仁、莲子清热除湿,健脾行气;牡丹皮、赤芍清热凉血;党参、当归益气养血;柴胡、郁金、合欢皮疏肝解郁,安神助眠;白鲜皮清热燥湿,祛风解毒。诸药合用,疏肝健脾,清热燥湿。针对本病的病因病机,内服中药的同时,当调节情志,运用心理疗法的支持疗法和音乐疗法以心身同治。

二、银屑病

案例

刘某；　性别:男；　年龄:42岁；　职业:体育老师

【主诉】银屑病多年。

【现病史】四肢及头部泛发红色皮疹,上附着银屑,瘙痒难耐,累及肘膝关节。经西医检查确诊为银屑病。患者大学毕业后在某城市攻读硕士研究生,与当地一女子恋爱4年,后因与女友的情感与财产纠纷,半年后,患者开始全身出现皮疹,伴有形体消瘦、沉默寡言、华发早脱、夜寐不安、兴趣减退。

【婚育史】未婚。

【体征】舌淡红,苔白腻,脉沉弦。

【西医相关检查】未见明显异常,排除其他皮肤病。

【诊断】银屑病。

【辨证施治】

1. **辨证分型** 肝郁化火,脾虚湿盛。

2. **治疗原则** 疏肝解郁,健脾祛湿。

3. **处方** 消风散合柴胡疏肝散、四君子汤加减。

荆芥穗 15g,甘草 8g,陈皮 10g,人参 20g,茯苓 20g,白僵蚕 15g,防风 15g,川芎 15g,藿香叶 15g,蝉蜕 12g,厚朴 15g,羌活 15g,柴胡 10g,枳壳 15g,芍药 15g,香附 15g,白术 20g。

每剂 2 日,每日 3 次,每次 150mL,水煎服。

【心理疗法】①支持疗法;②松弛疗法。

【西药治疗】无。

【按语】银屑病是一种由于遗传与环境共同作用诱发的免疫介导的慢性、复发性、炎症性、系统性疾病。该患者四肢及头部泛发红色皮疹,上附着银屑,瘙痒难耐,累及肘膝关节,经西医检查确诊为银屑病。此病病因复杂,包括感染因素、精神因素、免疫因素、遗传因素及外伤等。问诊时了解到,患者因感情受挫后,全身出现皮疹,伴有形体消瘦、沉默寡言、华发早脱、夜寐不安、兴趣减退,因此本病的发生非遗传因素导致,主要和精神因素有关,结合舌淡红、苔白腻、脉沉弦,辨证为肝郁化火、脾虚湿盛。以消风散合柴胡疏肝散合四君子汤治疗。方中荆芥穗、防风、蝉蜕祛风止痒;白僵蚕、羌活祛风燥湿化痰;甘草、人参、茯苓、白术健脾祛湿;陈皮、厚朴、柴胡、枳壳、香附疏肝理气;川芎、芍药养血活血,体现"治风先治血,血行风自灭"的理论。心结不解,病因难去,又加以心理治疗,予支持疗法和松弛疗法。

三、荨麻疹

案例

黄某;　性别:女;　年龄:38 岁;　职业:护工

【主诉】荨麻疹 2 年。

【现病史】全身泛发性红色云片样丘疹,瘙痒难耐,抓破后流津,时发时止,每到周一尤为明显。形体肥胖,大便干结,育有两孩。因夫妻关系问题和财产纠纷,且患者大女儿即将高考,患者为未来大学学费来源倍感担忧,因考虑孩子未来,多次经人劝说尚未离异。服用各种抗过敏西药及少量激素,疗效甚微。

【婚育史】育有一男一女。

【体征】舌红苔黄,脉数有力。

【西医相关检查】未见明显异常,排除真菌等皮肤病。

【诊断】荨麻疹。

【辨证施治】

1. **辨证分型**　肝郁化火,湿热内蕴。

2. **治疗原则**　疏肝解郁,祛湿化火。

3. **处方**　消风散合龙胆泻肝汤加减。

荆芥穗 15g,甘草 10g,陈皮 15g,人参 20g,茯苓 20g,白僵蚕15g,防风 15g,川芎 10g,藿香 15g,蝉蜕 12g,厚朴 15g,羌活 15g,龙胆 8g,栀子 10g,黄芩 15g,木通 15g,泽泻 10g,车前子 15g,柴胡

10g,当归20g,生地黄10g。

每剂2日,每日3次,每次150mL,水煎服。

【心理疗法】①支持疗法;②松弛疗法。

【西药治疗】无。

【按语】患者以"荨麻疹2年"为主诉就诊,荨麻疹是一种血管皮肤反应,是由局部组胺升高或高敏反应引起的其他血管活性物质的释放引起的。急性荨麻疹发展迅速,通常有明确的原因,例如,对某种药物、食物、蚊虫叮咬、吸尘器或接触性过敏原的高敏反应,情感压力或环境因素。持续超过6周的荨麻疹为慢性。此病在数月或数年内可复发,潜在的病因通常不明。有时,心理因素也可引起荨麻疹。现症见全身泛发性红色云片样丘疹,瘙痒难耐,抓破后留津,时发时止,周一尤为明显,形体肥胖,大便干结,其病机当为湿热蕴于肌肤腠理,浸淫血脉。同时,患者还因不和谐的家庭关系和生活压力,导致情志不畅,肝郁化火,舌红苔黄,脉数有力,也为湿热之象。以消风散合龙胆泻肝汤加减治疗。龙胆泻肝汤清泻肝胆实火湿热,消风散养血疏风、清热除湿。中西医学都认为,荨麻疹常常和情感压力有关系,因此采用药物疏肝解郁加心理疗法以获良效。

四、斑秃

案例

曹某; 性别:女; 年龄:28岁; 职业:公务员

【主诉】脱发1个月余。

【现病史】头发散在片状脱发,其上覆盖鳞状碎屑皮脂及红色丘疹,无明显瘙痒,工作压力大,彻夜不寐,心烦气躁,口干口苦,小便黄赤,少寐多梦,月经量少(少于10片卫生巾),头晕头痛,情绪急躁,食后腹胀,偶有心悸。末次月经(LMP)2023年11月27日~12月3日;前次月经(PMP)2023年11月4~9日。

【婚育史】未婚未育。

【体征】舌红,苔薄白。

【西医相关检查】2023年12月6日云南省第一人民医院毛发检查观察分析:头部皮损,镜下见少量黄白色鳞屑,局部点状和非典型血管,未见圈状,发夹状血管。考虑头皮脂溢性皮炎可能。

【诊断】斑秃。

【辨证施治】

1. 辨证分型　肝胆火盛,血热生风。

2. 治疗原则　清利肝胆,凉血疏风。

3. 处方　消风散合龙胆泻肝汤加减。

当归20g,川芎10g,桑椹15g,酒黄精15g,麦芽30g,焦麦芽30g,龙胆8g,泽泻10g,酒黄芩15g,车前子15g,通草10g,生地黄15g,牡丹皮15g,丹参15g,炒苍术20g,藿香15g,防风15g,紫苏叶15g,金银花15g,蒲公英12g。

每剂2日,每日3次,每次150mL,水煎服。

【心理疗法】①认知疗法;②音乐疗法。

【西药治疗】无。

【按语】该患者以"斑秃"1个月余为主诉。斑秃又叫鬼剃头,是突然发生的局限性斑片状的毛发的脱落,好发于身体任何部位,以头部多见。青壮年因工作、生活的压力,易患斑秃。斑秃的发病原因,一般有遗传、情绪的应激反应、内分泌失调和自身免疫性等方面。患者年龄 28 岁,属于青年,正值工作压力大的时期,中医认为压力大容易紧张焦虑,导致肝失疏泄,则气血难以畅达上行于头部,发为血之余,血不能滋养发根,则会出现头发脱落。患者可见彻夜不寐,心烦气躁,口干口苦,小便黄赤,少寐多梦,月经量少(少于 10 片卫生巾),头晕头痛,情绪急躁,食后腹胀,偶有心悸、舌红、苔薄白,这些症状也为肝郁化火、血虚失养的表现。治疗当清利肝胆、凉血疏风,以消风散合龙胆泻肝汤加减治疗。同时嘱患者调畅情志,减少压力,适当运动,可以听角调,能疏畅肝气的歌曲。

五、痤疮

案例一

范某; 性别:女; 年龄:20 岁; 职业:学生

【**主诉**】痤疮 4 年,加重 1 年。

【**现病史**】面部痤疮,形体肥胖,有多囊卵巢综合征史,痛经,月经量少、色深且夹有血块,大便干结,胸闷,情绪低落,父母一直闹离婚,感情不和,使其焦虑。

【**婚育史**】未婚。

【**体征**】舌红苔黄,脉细弦。

【**西医相关检查**】2023 年 7 月 10 日昆明市中医医院 B 超:子宫内膜 0.4cm,子宫 5.7cm×3.9cm×3.2cm,右卵巢 2.0cm×2.1cm,左卵巢 2.0cm×1.9cm。

提示:双侧卵巢多囊样改变。

【**诊断**】痤疮。

【辨证施治】

1. 辨证分型　肝郁化火，痰瘀互结。

2. 治疗原则　疏肝清火，祛痰活血。

3. 处方　仙方活命饮合一贯煎加减。

白芷 12g，酒黄芩 15g，连翘 15g，栀子 10g，茯苓 20g，盐车前子 15g，醋北柴胡 10g，丹参 15g，蒲公英 12g，金银花 15g，炒麦芽 30g，薏苡仁 20g，野菊花 12g，醋香附 10g，生地黄 15g，夏枯草 15g，焦山楂 20g，焦谷芽 30g，皂角刺 12g，牡丹皮 15g，川楝子 10g。

每剂 2 日，每日 3 次，每次 150mL，水煎服。

【心理治疗】①支持疗法；②认知疗法。

【西药治疗】无。

【按语】该患者以"痤疮 4 年，加重 1 年"为主诉就诊。痤疮，俗称青春痘、粉刺、暗疮，中医古代称面疮，酒刺。是皮肤科常见病、多发病。据学者统计，在青春期，男性有 95%、女性有 85% 患过不同程度的痤疮，所以大家称其为"青春痘"是很贴切的。痤疮（青春痘）是一种发生于毛囊皮脂腺的慢性皮肤病，多发于头面部、颈部、前胸后背等皮脂腺丰富的部位。患者年龄 20 岁，正属于痤疮好发的青春期。形体肥胖为痰湿体质，因父母关系不睦导致痛经，月经量少、色深且夹有血块，大便干结，胸闷，情绪低落；舌红苔黄，脉细弦也为肝郁化火之征。以仙方活命饮合一贯煎治疗。方中黄芩、栀子、连翘、蒲公英、金银花、野菊花、夏枯草清热泻火，解毒消疮；茯苓、盐车前子、薏苡仁健脾利湿；白芷活血排脓，燥湿祛风，与柴胡相配伍，体现火郁发之之理；丹参、牡丹皮、生地黄养血凉血，以养热毒灼伤之阴血；皂角刺通经排脓；醋柴胡、醋香附、川楝子疏肝理气，使气行则血行；炒麦芽、焦谷芽、焦山楂健脾消食，防止苦寒伤中。再加上心理疗法的支持疗法和认知疗法以心身同调。

案例二

段某; 性别:女; 年龄:20岁; 职业:学生

【主诉】面部多发痤疮2年。

【现病史】学习压力大,恋爱中经常发生吵架,情绪烦躁,月经量可,色鲜红,少许血块,经行腹痛,伴腰酸腰痛,经前乳房胀痛,畏寒,四肢不温,夜间难以入睡。

【婚育史】未婚。

【体征】舌红苔黄,脉细弦。

【西医相关检查】未见明显异常。

【诊断】痤疮。

【辨证施治】

1. 辨证分型 肝郁化火,肺胃热盛。

2. 治疗原则 清肝泻火,清肺胃热。

3. 处方 柴胡疏肝散合保和丸加减。

连翘15g,白芷12g,生地黄15g,黄芩15g,蒲公英12g,焦山楂20g,夏枯草15g,栀子10g,野菊花12g,北柴胡10g,香附15g,苍术20g,藿香15g,肉豆蔻15g,炒麦芽30g,艾炭15g。

每剂2日,每日3次,每次150mL,水煎服。

【心理疗法】①音乐疗法;②移精变气。

【西药治疗】无。

【按语】患者因学习压力大,肝失疏泄,郁而化火,加之肺有宿热,复感风邪,肺热不得外泄,过食肥甘厚腻,中焦积热,郁于面部皮肤,致发痤疮。正如《寿世保元》曰:"其或胃中风热,或风热乘之。令人面肿,或面鼻色紫,风刺癥疹,或面热面寒,随其经症而治之……论面生粉刺者,肺火也。"肝失疏泄,郁而化火,故见情绪烦躁,经前乳房胀痛;肺胃郁热上攻,郁于面部皮肤,故见面部痤疮;肝郁气滞,不能行血则血瘀,瘀血阻滞,不通则痛,故见月经夹有血块,经行腹痛;肝郁化火,上扰心神,故见夜间难以入睡。治宜清肝泻火,清肺胃热。方选柴胡疏肝散合保和丸加减。柴胡疏肝散疏肝解郁,行气止痛;保和丸消食化滞,理气和胃。其中,北柴胡、香附疏肝解郁;夏枯草清肝泻火,散结消肿;连翘、野菊花、蒲公英、黄芩、栀子清热解毒,消痈散结;白芷辛散,与清热解毒之品配伍,使"火郁发之";苍术、藿香祛湿以助排脓;肉豆蔻、炒麦芽、焦山楂消食和胃;生地黄清热凉血。诸药配伍,肝郁得疏,肝火得清,肺胃之热除,则肝郁化火,肺胃热盛之痤疮逐渐向愈。

案例三

孙某;　性别:女;　年龄:25 岁;　职业:学生

【主诉】面部痤疮 2 年。

【现病史】在读研究生,学习压力甚大,牙龈肿痛,腹胀,大便干结,月经量少,色暗。情绪焦虑,兴趣减退,纳可眠安,小便可。末次月经(LMP)2023 年 11 月 30 日至今,经中西医治疗效果不佳。

【婚育史】未婚未孕。

【体征】舌红苔黄,脉细弦。

【西医相关检查】2023 年 12 月 12 日云南省中医医院 B 超:子宫内膜 0.3cm,子宫 6.0cm×5.3cm×4.7cm,左侧卵巢 2.4cm×1.5cm,右侧卵巢 2.6cm×1.8cm。

【诊断】痤疮。

【辨证施治】

1. 辨证分型　肝郁化火,肺胃蕴热。

2. 治疗原则　疏肝清火,清肺胃热。

3. 处方　仙方活命饮合丹栀逍遥散加减。

炒柴胡 10g,香附 15g,白芷 12g,野菊花 12g,蒲公英 15g,夏枯草 15g,金银花 15g,栀子 10g,酒黄连 15g,生地黄 15g,丹参 15g,牡丹皮 15g,山楂 20g,黄芩 15g,连翘 15g,知母 10g,广藿香 15g,薏苡仁 20g,陈皮 15g。

每剂 2 日,每日 3 次,每次 150mL,水煎服。

【心理疗法】①支持疗法;②认知疗法。

【西药治疗】无。

【按语】《〈素问〉新校正注·生气通天论》曰:"膏粱之人,内多滞热","痤……此皆阳气内郁所为"。《素问·生气通天论》又曰:"劳汗当风,寒薄为皶,郁乃痤","汗出见湿,乃生痤痱"。患者平素喜食肥甘厚腻、辛辣刺激之品,酿生湿浊,郁而化热,导致湿热积聚胃肠;肺经风热熏蒸,邪壅肌肤发为痤疮。肝主疏泄,性喜条达,患者因学习压力比较大,肝失疏泄,郁而化火,继而加重痤疮发作。胃中热盛,循经上攻,故见牙龈肿痛;肺与大肠相表里,肺热上壅,腑气不通,故见腹胀,大便干结;肝气不疏,故见情绪焦虑,兴趣减退;肝郁乘脾,脾虚不运,化源不足,故见月经量少。治宜疏肝清火,清肺胃热。方选仙方活命饮合丹栀逍遥散加减化裁。仙方活命饮清热解毒、消肿溃坚、活血止痛,乃"疮疡之圣药,外科之首方";丹栀逍遥散养血健脾、疏肝清热。其中,炒柴胡、香附疏肝解郁;夏枯草清泻肝火,消肿散结;金银花、连翘、野菊花、蒲公英、黄芩、酒黄连、栀子清热解毒疗疮,散结消痈;白芷辛散,与清热解毒之品配伍使

"火郁发之";生地黄、丹参、牡丹皮清热凉血、活血散瘀以消肿痛；广藿香、薏苡仁利湿排脓。诸药配伍,热毒得清,肿消结散,痤疮诸症向愈。

六、黄褐斑

案例一

杨某； 性别:女； 年龄:50 岁； 职业:自由职业

【主诉】 黄褐斑。

【现病史】 2 年前因腰椎间盘突出,引发焦虑,后面部出现大片色斑,伴有下巴黑变病,性格内向,少寐多梦,神疲乏力,善太息,情绪烦躁易怒,胸胁胀满不适。

【婚育史】 已婚。

【体征】 舌紫,脉弦细。

【西医相关检查】 未见明显异常。

【诊断】 黄褐斑。

【辨证施治】

1. **辨证分型** 肝气不疏,血瘀气滞。

2. **治疗原则** 疏肝解郁,活血化瘀。

3. **处方** 桃红四物汤合四逆散。

茯苓 20g,枸杞子 15g,生地黄 20g,醋北柴胡 15g,山药 20g,甘草 10g,连翘 15g,白芷 12g,北沙参 15g,陈皮 15g,当归 20g,桃仁 10g,川芎 15g,百合 20g,菊花 15g,醋香附 15g,龙胆 10g,酒黄芩 15g,红花 10g,墨旱莲 15g,酒萸肉 15g,薏苡仁 20g。

每剂 2 日,每日 3 次,每次 150mL,水煎服。

【**心理疗法**】①支持疗法;②移精变气法。

【**西药治疗**】曲唑酮、西酞普兰。

【**按语**】黄褐斑,为面部的黄褐色色素沉着,多呈对称蝶形分布于颊部。多见于女性,血中雌激素水平高是其发病的主要原因,其发病还与妊娠、长期口服避孕药、月经紊乱有关。该患者以"黄褐斑"为主诉,皮肤红润,当以充足的气血滋养为基础,气血不能荣养皮肤则易暗沉长斑。该女性 50 岁,正是肝肾亏虚,阴血不足之年龄阶段,加之两年前因腰椎间盘突出,引发焦虑,后面部出现大片色斑,伴有下巴黑变病,性格内向,少寐多梦,神疲乏力,善太息,情绪烦躁易怒,胸胁胀满不适,舌紫,脉弦细。肝失疏泄则气血不畅,因此患者之色斑当责之于精血亏虚、肝气不疏、血行不畅。当疏肝解郁、活血化瘀,以桃红四物汤合四逆散治疗,加枸杞子、酒萸肉、墨旱莲滋补肝肾;菊花、连翘、龙胆、黄芩清泻肝火;茯苓、薏苡仁、山药、北沙参健脾益气,以助气血之生化。诸药合用,通补结合,使精血得充、气血畅达,则肌肤得养,色斑可去。加以心理疗法的支持疗法和移精变气法以心身同调。

案例二

白某; 性别:女; 年龄:40 岁; 职业:职员

【**主诉**】黄褐斑,心悸,入睡困难。

【**现病史**】患者时有心悸,入睡困难,少寐多梦,早醒易惊,醒后四肢无力,情绪焦虑;面部色斑,呈对称性灰黑色斑片;双目干涩,头晕,口干舌燥,大便干结。

【**婚育史**】已婚,育有 1 子。

【**体征**】舌红苔黄,脉细弦。

【西医相关检查】2023 年 10 月 6 日蒙自妇幼保健院 B 超:子宫内膜 0.2cm,子宫 5.9cm×4.8cm×3.9cm,右卵巢 2.0cm×1.1cm,左卵巢 2.0cm×1.8cm。提示:①子宫壁多个稍低回声区声像,性质待定(考虑肌瘤);②盆腔积液;③双附件未见明显异常声像。

【诊断】黄褐斑。

【辨证施治】

1. 辨证分型 肝血不足,虚热内扰。

2. 治疗原则 养血安神,清热除烦。

3. 处方 酸枣仁汤加减。

丹参 15g,当归 15g,黄连 5g,远志 12g,炒酸枣仁 10g,大枣 15g,五味子 10g,合欢皮 20g,茯神 15g,党参 20g,莲子 15g。

每剂 2 日,每日 3 次,每次 150mL,水煎服。

【心理疗法】①认知疗法;②移精变气疗法。

【西药治疗】无。

【按语】黄褐斑,中医称之为"肝斑、黧黑斑、蝴蝶斑"等。《灵枢·经脉》言:"血不流则毛色不泽,故其面黑如漆柴者。"《诸病源候论》曰:"面黑皯者,或脏腑有痰饮,或皮肤受风邪,皆令气血不调,致生黑皯。五脏六腑,十二经血,皆上于面。夫血之行,俱荣表里。人或痰饮渍脏,或腠理受风,致血气不和,或涩或浊,不能荣于皮肤,故变生黑皯。"患者因肝血不足,虚热内扰致病。血虚不容,故见面部色斑;肝藏血,血舍魂,肝血不足,心失所养,魂不守舍,加之血虚生热,上扰心神,神志更不得安宁,故见心悸,入睡困难,少寐多梦,早醒易惊,情绪焦虑;血虚失于濡养,故见头晕,口干舌燥;肝开窍于目,肝血不足,目失所养,故见双目干涩。治宜养血安神,清热除烦。方选酸枣仁汤加减。方中炒酸枣仁养血补肝,宁心安神;

茯神、远志、合欢皮、五味子、莲子宁心安神;当归补血以养肝柔肝;黄连清心以安神;丹参活血祛瘀以消斑;党参、大枣补气生血,合当归养血柔肝。诸药合用,共奏养血安神、清热除烦之功。

七、湿疹

案例一

余某;性别:男;年龄:39 岁;职业:职员

【主诉】湿疹 6 年。

【现病史】患者为钢琴老师,39 岁,恋爱受挫,工作上追求尽善尽美,后出现颈部多发性红色丘疹,瘙痒难忍,伴尿急、尿频,少寐多梦,早醒易惊,情绪低落,食少纳差。曾服西药抗过敏治疗,疗效不佳,形体消瘦,心烦气躁。

【婚育史】未婚。

【体征】舌红苔腻,脉弦细。

【西医相关检查】未见明显异常。

【诊断】湿疹。

【辨证施治】

1. **辨证分型** 肝郁化火,湿热内蕴,心神不宁。

2. **治疗原则** 清肝泻火,祛湿宁心。

3. **处方** 龙胆泻肝汤合归脾汤加减。

当归 15g,龙胆 10g,薏苡仁 30g,紫苏叶 15g,藿香 15g,炒麦芽 20g,炒酸枣仁 15g,炒柴胡 10g,香附 15g,炒稻芽 20g,车前子 15g,重楼 10g,甘草 10g,百合 20g,连翘 15g,野菊花 12g,瞿麦 15g,萹蓄 10g,生地黄 15g,杜仲 15g,桑寄生 15g,续断 15g,陈皮 12g。

每剂2日,每日3次,每次150mL,水煎服。

【心理疗法】①支持疗法;②音乐疗法;③移精变气法。

【西药治疗】艾司西酞普兰,曲唑酮。

【按语】湿疹是由多种内外因素引起的瘙痒剧烈的一种皮肤炎症反应。分急性、亚急性、慢性三期。急性期具有渗出倾向,慢性期则浸润、肥厚。部分患者直接表现为慢性湿疹。皮损具有多形性、对称性、瘙痒和易反复发作等特点。该患者以"湿疹6年"为主诉,湿疹的病机常和湿热内蕴有关,患者舌红苔腻为湿热之征。湿疹反复发作不愈,除了湿邪难去的原因,还和患者的情志失调密切关联。患者因恋爱受挫,工作上追求尽善尽美,后出现颈部多发性红色丘疹,瘙痒难忍,伴尿急、尿频,少寐多梦,早醒易惊,情绪低落,食少纳差,曾服西药抗过敏治疗,疗效不佳,形体消瘦,心烦气躁。治疗当清肝泻火、祛湿宁心,以龙胆泻肝汤合归脾汤治疗。方中龙胆、薏苡仁、藿香、车前子、瞿麦、萹蓄清热利湿,使湿热从小便而去;当归、生地黄滋阴养血,以防诸药渗利伤阴,同时补充热邪耗伤之阴血,祛邪不忘扶正;连翘、野菊花、重楼清热解毒;炒酸枣仁、百合养血安神;杜仲、桑寄生、续断补肾气,以缓解尿频尿急;柴胡、香附疏肝解郁。同时重视心理治疗,给予支持疗法、音乐疗法和移精变气法。

案例二

赵某; 性别:男; 年龄:35岁; 职业:财务会计

【主诉】全身泛发性红色丘疹,瘙痒难忍。

【现病史】患者工作压力大,追求完美,为财务人员,情绪焦虑,烦躁易怒,头晕目眩,少寐多梦,早醒易惊,口苦咽干,胃脘胀闷,纳食不佳,大便干结,华发早脱。

【婚育史】已婚。

【体征】舌淡苔白,脉细。

【西医相关检查】未见明显异常。

【诊断】湿疹。

【辨证施治】

1. **辨证分型** 湿热内蕴,肝郁化火。

2. **治疗原则** 清热祛湿,疏肝泻火。

3. **处方** 消风散合丹栀逍遥丸加减。

石膏 20g,当归 20g,生地黄 15g,龙胆 10g,紫苏叶 15g,防风 15g,牛蒡子 15g,金银花 10g,苦参 10g,薏苡仁 30g,紫草 15g,茯苓 20g,车前子 15g,炒麦芽 30g,炒谷芽 30g。

每剂 2 日,每日 3 次,每次 150mL,水煎服。

【心理疗法】①认知疗法;②松弛疗法。

【西药治疗】无。

【按语】患者因追求完美,工作压力大,导致肝失疏泄。肝气郁滞,肝木乘脾,脾失健运,内生湿浊,肝郁化火,湿热内蕴;外感风邪,风湿热邪浸淫血脉,外不得透达,内不得疏泄,郁于肌肤腠理之间而致病,故见全身泛发性红色丘疹,瘙痒难忍;肝郁化火,故见烦躁易怒,口苦咽干;湿热困脾,脾失健运,故见胃脘胀闷,纳食不佳;肝火灼伤阴血,血虚失养,故见头晕目眩,华发早脱;肝火上扰心神,故见情绪焦虑,少寐多梦,早醒易惊。治宜清热祛湿,疏肝泻火。方选消风散合丹栀逍遥丸加减化裁。消风散疏风养血,清热除湿;丹栀逍遥丸养血健脾,疏肝清热。其中,紫苏叶、防风、牛蒡子、金银花辛散疏风以止痒;苦参、车前子清热祛湿,茯苓、薏苡仁渗湿健脾;石膏清热泻火;龙胆清肝火、利湿热;紫草清热凉血;当归、生地黄养血活血,滋阴润燥,既补已伤之阴血,寓"治风先治血,血行风自灭"之意,又防方中诸渗利湿热之品伤阴血;炒麦芽、炒谷芽消食和胃,防寒凉之品伤中。诸药配伍,共奏清热祛湿、疏肝泻火之功,则湿热内蕴、肝郁化火之湿疹向愈。

八、黑变病

案例

李某; 性别:女; 年龄:43 岁; 职业:大学老师

【**主诉**】面部黑斑。

【**现病史**】生育较晚,从事资产工作多年,情绪抑郁,焦虑烦躁,华发早白,少寐多梦,胁肋胀痛不适,有乳腺结节及甲状腺结节史,行经腹痛,闭经两月,大便干结。

【**婚育史**】已婚,育一女。

【**体征**】舌紫,脉细涩。

【**西医相关检查**】未见明显异常。

【**诊断**】黑变病。

【**辨证施治**】

1. **辨证分型** 肝郁气滞,营血虚滞。

2. **治疗原则** 疏肝理气,活血调血。

3. **处方** 丹栀逍遥散桃红四物汤加减。

阿胶 12g,当归 20g,川芎 15g,熟地黄 20g,益母草 15g,鸡血藤 15g,桃仁 10g,赤芍 20g,红花 10g,炒柴胡 10g,香附 15g,菟丝子 15g,桑寄生 15g,杜仲 15g,续断 15g,荔枝核 15g,炒麦芽 30g,炒谷芽 30g,甘草 10g,夏枯草 15g,桑椹 15g,牡丹皮 15g,栀子 10g。

每剂 2 日,每日 3 次,每次 150mL,水煎服。

【心理疗法】①认知疗法;②音乐疗法。

【西药治疗】无。

【按语】该患者以"面部黑斑"为主诉。生育较晚,容易导致肝肾精血亏虚。肾其华在发,故见华发早白,加之工作压力较大,出现情绪抑郁,焦虑烦躁,少寐多梦,胁肋胀痛不适,气滞血瘀,经脉不通,而长乳腺结节及甲状腺结节,肝肾亏虚、冲任失调、气血不畅,则行经腹痛,闭经两月,气滞血虚则大便干结。舌紫、脉细涩为气血虚滞之象。当疏肝理气、活血调血,以丹栀逍遥丸加桃红四物汤治疗。方中以四物汤加阿胶、益母草、鸡血藤补血调血;牡丹皮、栀子、炒柴胡、香附、夏枯草清泻肝火,疏肝理气;菟丝子、桑寄生、杜仲、续断、桑椹补肾;炒麦芽、炒谷芽、甘草健脾和中。诸药合用,精血充足、气血流通、经脉调和,则黑斑可去。同时加心理疗法之认知疗法和音乐疗法以心身同调。

第四章

儿科心身疾病

一、儿童厌食症

案例一

李某； 性别:男； 年龄:7 岁； 职业:学生

【主诉】厌食半年。

【现病史】患者因父母离异后出现饮食逐渐减少,后发展到拒食,即便勉强进食也会引起频繁呕吐,形体消瘦,体重仅 20kg。今西医相关检查未见明显异常。面色萎黄,头发稀疏,严重营养不良,少寐多梦,夜惊频繁,少言寡语,不喜与人交流。

【婚育史】未婚。

【体征】舌淡苔白腻,脉细弦无力。

【西医相关检查】未见明显异常。

【诊断】儿童厌食症。

【辨证施治】

1. 辨证分型 肝郁脾虚,食滞脾胃。

2. 治疗原则 疏肝健脾,消食化滞。

3. 处方 香砂六君汤合柴胡疏肝散、参苓白术散加减。

人参 15g,白术 15g,茯苓 15g,甘草 6g,陈皮 10g,半夏 8g,砂仁 8g,木香 15g,生姜 10g,柴胡 10g,川芎 15g,香附 15g,枳壳 15g,芍药 15g。

每剂 2 日,每日 3 次,每次 150mL,水煎服。

【心理疗法】①支持疗法;②家庭疗法。

【西药治疗】无。

【按语】儿童厌食症是儿童常见的一种摄食障碍,以缺乏进食欲望为特点。本案患儿因"厌食半年"前来就诊。该患儿因父母离异后病情逐渐加重,可见其发病与精神心理因素有关,推断当与摄食中枢功能受到干扰有关。从中医角度来看,患儿父母离异后,情志不舒,情怀抑郁,遂致肝气抑遏,肝主疏泄,能够促进脾胃的受纳、腐熟与运化水谷的功能正常发挥。肝失疏泄则不能正常帮助维持脾胃的相关功能,胃气失和,不能正常受纳水谷,则出现厌食甚至拒食的情况,即便勉强进食也会引起频繁呕吐。由于胃所受纳之水谷锐减,加之脾失健运,不能将所受纳之水谷化为水谷精微并滋养周身,遂致肌肤失养,出现形体消瘦,气血化生乏源则面色萎黄;"发为血之余",气血化生不足,则头发稀疏;血虚不能正常荣养心神则心神不安,从而出现少寐多梦、夜惊频繁等症;肝气郁结,故其人少言寡语,不喜与人交流。综合上述分析,不难看出本案患儿乃肝郁脾虚、食滞脾胃之证,治当疏肝健脾、消食化滞,故拟以具有健脾益气、理气和胃之功的香砂六君汤,具有健脾益气、渗湿之功的参苓白术散,配合具有疏肝解郁之效的柴胡疏肝散,合方以治之,再配合心理治疗,故而收到良好的疗效。

案例二

吕某；　性别:女；　年龄:4 岁半；　职业:学生

【主诉】厌食 2 年。

【现病史】患儿因父母 2 年前到外地做生意,出现食欲减少,后逐渐加重,每顿仅能勉强进少许食物,面色萎黄,发育不良,经常感冒,大便泄泻,日行 2 ~ 3 次。现由奶奶和爷爷照顾其生活和学习,身高和体重明显低于同龄人,伴有胆小、害怕见陌生人,易哭闹,脾气暴躁。

【婚育史】无。

【体征】舌淡苔白,脉弦细。

【西医相关检查】未见明显异常。

【诊断】儿童厌食。

【辨证施治】

1. **辨证分型** 心胆气虚,肝郁脾虚,食积不化。

2. **治疗原则** 补气安神,疏肝健脾,消食导滞。

3. **处方** 肥儿丸合健脾丸、逍遥丸加减。

肉豆蔻 8g,木香 15g,六神曲 10g,麦芽 15g,胡黄连 3g,槟榔 6g,使君子仁 8g,人参 10g,茯苓 15g,山楂 10g,陈皮 8g,砂仁 8g,甘草 6g,山药 10g,当归 10g,白芍 8g,炒白术 10g,薄荷 8g。

每剂 2 日,每日 3 次,每次 150mL,水煎服。

【心理疗法】①家庭疗法;②支持疗法。

【西药治疗】无。

【按语】本案患儿以"厌食 2 年"为主诉前来就诊。患儿先天禀赋薄弱,心、胆、脾、胃较虚弱,再加之随父母前去外地生活,父母照看不周,失于饮食起居与情感慰藉,遂致肝胆之气失和,脾胃更加虚弱。从五行学说的角度来看,肝胆属木,脾胃属土,肝胆失和又可致侮脾,而脾胃为"后天之本""气血生化之源",脾胃虚弱则气血生化乏源,气血不能上荣于面则面色萎黄;后天不能有效滋养先天,加之本就先天不足,故其发育不良,身高和体重明显低于同龄人;气虚卫外不固,所以经常感冒;脾虚运化水谷、水湿失司,则大便泄泻,日行 2 ~ 3 次;因先天气弱加之后天气血不足,故胆气虚弱,所以伴有胆小、害怕见陌生人之症;因脾弱血虚,不能正常荣养肝木,故致肝气失和;肝在志为怒,故患儿易哭闹,脾气暴躁。综合上述分析,不难看出,本案患儿乃心胆气虚、肝郁脾虚、食积不化之证,是故治当以补气安神、疏肝健脾、消食导滞为法。故本案选用具有健脾消食之功的健脾丸,具有疏肝健脾之功的逍遥丸,以及具有消食化积清热之功的肥儿丸相合而治,配合心理治疗,故能收到较好的治疗效果。

二、尿频与遗尿

案例

杨某; 性别:男; 年龄:9岁; 职业:学生

【主诉】夜间频繁发作尿频,每晚起夜3~4次,偶见遗尿。

【现病史】患儿因担心父母批评指责而恐惧不安,导致入睡困难,食少纳差,面色苍白,伴有轻度脱发,学习成绩一直不佳。父母在其4岁时离异,患者随母亲生活。其母再嫁,生有一女,对其关注度减少。西医相关检查未见明显异常。

【婚育史】未婚。

【体征】舌淡、边有齿痕,脉弦细沉。

【西医相关检查】未见明显异常。

【诊断】尿频、遗尿。

【辨证施治】

1. **辨证分型** 心肾不交,肝郁气滞。

2. **治疗原则** 交通心肾,疏肝解郁。

3. **处方** 桑螵蛸散合一贯煎、缩泉丸加减。

桑螵蛸15g,远志12g,菖蒲15g,龙骨15g,人参10g,茯神15g,当归20g,龟甲15g,北沙参10g,麦冬12g,枸杞子15g,川楝子15g,

益智仁 15g,乌药 15g,山药 20g,生地黄 15g。

每剂 2 日,每日 3 次,每次 150mL,水煎服。

【心理疗法】①支持疗法;②家庭疗法。

【西药治疗】无。

【按语】本案患儿以"夜间频繁发作尿频,每晚起夜 3～4 次,偶见遗尿"为主诉前来就诊。遗尿症指 5 岁以上小儿入睡后仍有不自主排尿,遗尿频率≥2 次/月。有部分患儿大脑皮层发育延迟,不能抑制脊髓排尿中枢,睡眠后逼尿肌出现无抑制性收缩,将尿液排出,而绝大多数儿童遗尿的出现与疾病无关,是出于心理因素或其他因素造成的。遗尿症的病因可能涉及遗传、生理和心理因素。从中医角度来看,因肾主水,肾气主化气行水,司膀胱之气化开合,故本案患者的病症与其先天禀赋不足致使肾气亏虚有一定关系,但更主要的是与其精神情志方面因素有关。患儿父母在其 4 岁时离异,患者跟从母亲生活,其母再嫁,生有一女,对其关注度减少,使患儿在应该得到父母关爱呵护的年龄,没有得到足够的来自父母的关爱与温暖,所谓"所欲不能"也,故致其情怀怫郁,肝气郁滞,缺少家庭应有的温暖和关爱。孩子逐渐担心父母批评指责而恐惧不安,暗耗心血、心神,致使心神不安,出现入睡困难、学习成绩下降;心肾不交则肾气更虚,致使遗尿之症更显;肝气横逆侮脾,加之忧思过度损伤脾气,遂致脾主运化功能下降,从而出现食少纳差之症;脾为后天之本,气血生化之源,脾气亏虚则气血化生减少,从而导致气血不能正常上荣于面,从而出现面色苍白之症;发为血之余,现患儿气血不足,故出现轻度脱发之症。综合来看,本案患儿当属心肾不交、肝郁气滞之证,治当交通心肾、疏肝解郁,选用具有交通心肾、益肾缩尿之功的桑螵蛸散、缩泉丸配合滋阴疏肝之一贯煎加减治之,配合心理治疗,从而收到良效。

三、夜惊与梦游

(一) 夜惊

案例

刘某；　性别:男；　年龄:4 岁；　职业:学生

【主诉】夜惊 3 个月,加重 1 周。

【现病史】患儿反复出现夜间突然极度惊恐,伴有尖叫、恐惧,以及强烈的焦虑状态,心悸、怔忡、呼吸急促、全身出汗等,白天神疲乏力、记忆减退。其父母管教过严,经常以各种语言和行为恐吓孩子,威胁要将其转送他人等。

【婚育史】无。

【体征】舌淡红,脉细数。

【西医相关检查】未见明显异常。

【诊断】夜惊。

【辨证施治】

1. **辨证分型**　肝郁化火,心胆气虚。

2. **治疗原则**　滋阴泻火,宁心安神。

3. **处方**　天王补心丹合导赤散、朱砂安神丸加减。

生地黄 10g,酸枣仁 6g,当归 10g,天冬 8g,麦冬 8g,炒远志 10g,五味子 6g,桔梗 6g,人参 10g,炒丹参 8g,玄参 8g,炒柏子仁 6g,木通 8g,生甘草 5g,竹叶 6g,朱砂 6g,黄连 3g,煅龙骨 12g,煅牡蛎 12g。

每剂 2 日,每日 3 次,每次 150mL,水煎服。

【心理疗法】①支持疗法;②音乐疗法。

【西药治疗】无。

【按语】夜惊症又称惊睡症,表现为睡眠中突然出现意识朦胧的短暂惊恐状态,伴有强烈的语言、运动形式及自主神经系统的高度兴奋。本案患儿以"夜惊 3 个月,加重 1 周"前来就诊。从现代医学的角度来看,该患者的疾病与精神心理因素有密切关系,尽管其西医相关检查未见明显异常,但在遗传因素与环境因素的共同作用下,不排除其大脑皮质层面存在与情绪、认知、自主神经功能调节等有关的异常情况。从中医的角度来看,患者在先天禀赋异常的前提下,由于其父母管教过严,被经常恐吓,导致其情志不畅,七情失和,遂致肝气郁滞,肝气郁久化火,肝火上扰心神,从而心神失常,加之被恐吓日久,心胆气虚,遂致患儿出现反复夜间极度惊恐,伴有尖叫、恐惧,以及强烈的焦虑状态,同时伴有心悸、怔仲、全身出汗、神疲乏力、记忆减退等症。结合其舌淡红、脉细数之舌、脉象,可断定该患儿所罹之证乃肝郁化火、心胆气虚之证,是故治当滋阴泻火、宁心安神,选用滋阴养血、养心安神之天王补心丹,清心泻火除烦之导赤散,清心泻火、养血安神之朱砂安神丸相合,配合心理治疗,从而收到较好的治疗效果。

(二)梦游

案例

孙明; 性别:男; 年龄:11岁; 职业:学生

【主诉】梦游 3 个月。

【**现病史**】患者半夜熟睡后,突然从床上坐起,开门外出,口中念念有词,父母劝阻无反应,醒后对此全无记忆,伴有目光呆滞,神疲乏力,食纳减少,情绪不佳。患者因此学习成绩下降,被老师赶出教室数次并训斥。

【**婚育史**】未婚。

【**体征**】舌淡红,脉细数。

【**西医相关检查**】未见明显异常。

【**诊断**】梦游。

【**辨证施治**】

1. **辨证分型** 心胆气虚,心神不宁,肝郁脾虚。

2. **治疗原则** 补气安神,疏肝健脾。

3. **处方** 温胆汤合天王补心丹、柴胡疏肝散加减。

半夏 12g,竹茹 10g,枳实 15g,陈皮 15g,甘草 10g,茯苓 20g,生姜 10g,生地黄 15g,酸枣仁 12g,当归 20g,天冬 10g,麦冬 10g,远志 12g,五味子 10g,桔梗 12g,人参 20g,丹参 15g,玄参 15g,炒柏子仁 15g 柴胡 10g,川芎 15g,枳壳 15g,芍药 15g,香附 15g。

每剂 2 日,每日 3 次,每次 150mL,水煎服。

【**心理疗法**】①支持疗法;②家庭疗法。

【**西药治疗**】无。

【**按语**】患儿以"梦游 3 个月"为主诉前来就诊。梦游一症在现代医学中又被称为"睡行症",以儿童多见,目前认为病因与以下几种因素有关:一是悲伤或心理刺激过度;二是家庭不能给儿童足够的关心和温暖;三是与中枢神经系统发育不成熟有关。

本案患者发病可能与前述病因均有一定关系。特别是患儿学习成绩下降后,还被老师赶出教室并训斥,更使得患儿病情难以好转。从中医角度来看,患儿半夜熟睡后,突然从床上坐起,开门外出,口中念念有词,当属心神不安之征。夜属阴,本当入眠而睡,反睡中外行,足见乃心神不安也。此病之发,与素体心胆气虚有关,《素问·六节藏象论》有云:"凡十一脏,取决于胆也。"胆气虚寒,则导致心神不安,患者醒后对此全无记忆,目光呆滞也是其心神失养、心神不安的表现。由于病情长期存在,久治不愈,故患者自觉羞愧,情怀失常,七情怫郁,肝气郁滞,肝郁侮脾,则脾气亏虚,气血生化不足,从而导致患儿出现神疲乏力、食纳减少、情绪不佳等症。综观患儿上述表现,结合其舌淡红、脉细数之舌、脉象,判断患儿所患之证当是心胆气虚、心神不宁、肝郁脾虚之证,是故治当以补气安神、疏肝健脾之法。是故遣以益气温胆、养心安神、疏肝健脾的温胆汤、天王补心丹、柴胡疏肝散相合,配合心理治疗手段,最终收到良好的治疗效果。

四、儿童哮喘

案例

杨某; 性别:男; 年龄:7岁; 职业:学生

【主诉】哮喘反复发作3年。

【现病史】患儿哮喘发作时流涕、咽痒,伴有喘息不得平卧,端坐呼吸,胸闷气促,咳嗽咳痰,偶有哮鸣音,并伴有大汗淋漓,烦躁不安,夜卧不宁。其父母42岁生育该患儿,宠爱有加,对孩子的任何过分要求均能想办法给予满足。患儿形体消瘦。

【婚育史】未婚。

【体征】舌淡苔白滑,脉滑。

【**西医相关检查**】2023 年 2 月 18 日昆明市儿童医院血常规示嗜酸性粒细胞增高。支气管激发试验阳性。

【**诊断**】哮喘。

【**辨证施治**】

1. 辨证分型 外寒里饮,肝郁脾虚。

2. 治疗原则 解表散寒,温肺化饮,疏肝健脾。

3. 处方 小青龙汤合柴胡疏肝散、朱砂安神丸加减。

麻黄 10g,桂枝 10g,干姜 10g,半夏 8g,五味子 8g,芍药 10g,陈皮 15g,细辛 3g,柴胡 10g,川芎 15g,香附 10g,枳壳 10g,芍药 10g,炙甘草 6g,莲子 8g,百合 12g。

每剂 2 日,每日 3 次,每次 150mL,水煎服。

【**心理疗法**】①移精变气法;②家庭疗法。

【**西药治疗**】无。

【**按语**】患儿哮喘发作时流涕、咽痒,伴有喘息不得平卧,端坐呼吸,胸闷气促,咳嗽咳痰,偶有哮鸣音,并伴有大汗淋漓,烦躁不安,夜卧不宁。患儿形体消瘦。从中医角度来看,哮喘的发作部位在肺,与肺失宣降、肺气上逆有密切关系,该患儿乃其父母 42 岁时所生,父母于此高龄诞下此儿,其本身便存在先天禀赋不足。肾乃先天之本,肾乃气之根,肾主纳气,肾气亏虚,一则肺气失主,易致肺气上逆,二则肾主水,肾气不足,不能正常化气行水,导致水湿内停,聚而为痰饮。痰饮上蕴肺中,再外感风寒之邪,郁闭肺气,更易诱动顽痰伏饮,使之阻遏肺气,肺气失宣,上逆而作喘证。加之患儿父母平素宠爱有加,对孩子的任何过分要求均能想办法给予满足,使患儿娇惯无比,抗挫折能力差,从中医角度来看,易致肝气怫郁上逆,反侮于肺,导致肺气上逆,增加喘证发作的风险。综上分析,结合患儿苔白滑、脉滑之舌、脉象,判断该患儿所患乃外寒里饮、肝郁脾虚之证,治当以解表散寒、温肺化饮、疏肝健脾之法,是故选用解表散寒、温肺化饮的小青龙汤,疏肝理气的柴胡疏肝散,清心安神的朱砂安神丸相合,结合心理治疗,从而收到良效。

五、儿童抽动症

案例

邹某; 性别:女; 年龄:13岁; 职业:学生

【主诉】肺炎支原体感染后头部左右抽动半月余。

【现病史】患者于 2023 年 11 月 13 日感染肺炎支原体,治愈后于 2023 年 11 月 24 日无明显诱因出现头部左右抽动,胸闷气短,胸部刺痛,于某医院儿科及神经内科进行相关检查,皆无异常。现头部左右抽动,眠浅易醒,多梦。纳呆食少,月经已来潮。末次月经(LMP)2023 年 12 月 1 ~ 6 日。

【婚育史】未婚未育。

【体征】舌红少苔,脉细弦。

【西医相关检查】未见明显异常。

【诊断】儿童抽动症。

【辨证施治】

1. **辨证分型** 肝风内动,心脾气虚。

2. **治疗原则** 疏肝息风,补益心脾。

3. **处方** 丹栀逍遥丸合归脾汤、天麻钩藤饮加减。

丹参 15g,煅龙骨 20g,炒酸枣仁 12g,茯苓 20g,合欢皮 20g,炒白术 20g,陈皮 15g,党参 20g,木香 15g,煅牡蛎 20g,大枣 15g,石菖蒲 12g,天麻 15g,莲子 15g,醋柴胡 10g,醋香附 15g,肉豆蔻 15g,炒苍术 20g,炒薏苡仁 20g,法半夏 12g,炒鸡内金 15g,焦神曲 15g,炙甘草 10g。

每剂 2 日,每日 3 次,每次 150mL,水煎服。

【心理疗法】①认知疗法;②支持疗法;③家庭疗法。

【西药治疗】无。

【按语】抽动症是一组主要发病于儿童期,表现为运动肌肉和发声肌肉抽搐的疾病。患者因"肺炎支原体感染后头部左右抽动半月余"前来就诊。患者感染肺炎支原体后无明显诱因出现头部左右抽动,胸闷气短,胸部刺痛,现头部左右抽动,眠浅易醒,多梦,纳呆食少,月经已来潮。现代医学认为,造成儿童抽动症的病因,主要有中枢神经系统神经递质分泌异常、儿童的情绪紧张、病原菌感染如肺炎支原体感染等。该患儿进行西医相关检查,其头部 CT、胸片、心电图、甲状腺功能检查均未见异常,提示该患儿抽动症应与前期肺炎支原体感染有关。从中医角度来看,患儿感受外界风温毒邪后,虽经治疗已经痊愈,但风温毒邪易损伤人之阴液,从而导致肝阴不足,肝失疏泄,虚风内动,从而导致其出现头部左右抽动的症状。由于"津能载气",是故外邪在损伤阴液之余,亦损伤患儿之正气,造成脾气受损、心气耗伤,脾气亏虚则气血化生不足,加之阴液已伤,更致营血不能正常荣养心神。此外患儿心气不足,所以诸多原因共同导致其心神不安,出现眠浅易醒、多梦之症。脾虚运化不及,所以患儿出现纳呆食少之症。故该患儿当辨为肝风内动、心脾气虚之证,治当疏肝息风、补益心脾,故选用清肝疏肝、养血健脾的丹栀逍遥散,益气健脾、养血安神的归脾汤,平肝息风、补益肝肾的天麻钩藤饮相合而用之,辅以心理治疗,从而收获良效。

第五章

五官科和口腔科　心身疾病

一、原发性青光眼

案例

刘某；　性别:女；　年龄:41 岁；　职业:职员

【主诉】青光眼 3 年。

【现病史】患者眼压增高,视野缩小,眼球坚硬如石,伴有疼痛难忍,发作时恶心呕吐,视物模糊,头晕,头痛,休息后可缓解,同时伴有情绪急躁,性情易怒,少寐多梦,口干口苦,大便干,小便短赤。6 年前因夫妻感情破裂离异,后患者因单位破产而下岗。

【婚育史】离异,育 2 子。

【体征】舌红苔黄腻,脉弦数。

【西医相关检查】2023 年 4 月 5 日昆明医科大学第一附属医院视野、眼压、眼底检查:视野缩小,眼压升高为 32～45mmHg,视神经纤维层受损。

【诊断】原发性青光眼。

【辨证施治】

1. **辨证分型**　肝郁化火,水湿内停。

2. **治疗原则**　疏肝解郁,利水化湿。

3. **处方**　龙胆泻肝汤合五苓散加减。

龙胆 10g,栀子 15g,黄芩 15g,木通 15g,泽泻 10g,车前子 15g,柴胡 10g,甘草 10g,当归 20g,生地黄 20g,茯苓 20g,猪苓 15g,白术 20g,桂枝 20g。

每剂 2 日,每日 3 次,每次 150mL,水煎服。

【心理疗法】①音乐疗法;②松弛疗法。

【**西药治疗**】无。

【**按语**】青光眼是一组以特征性视神经萎缩和视野缺损为共同特征的疾病,病理性眼压增高是其主要危险因素。本案患者以"青光眼3年"为主诉前来就诊,视野缩小,眼压升高,出现眼球坚硬如石,伴有疼痛难忍、发作时恶心呕吐、视物模糊、头晕、头痛等症状。从中医角度来看,肝开窍于目,足厥阴肝经上连目系。患者6年前因夫妻感情破裂离异,后患者因单位破产而下岗,导致其长期情怀不畅,情志不舒,肝气抑遏。肝气郁久而化火,肝火循经上达于目,使眼目经脉气血瘀聚,从而导致其出现眼压升高、视神经纤维层受损等情况。气血郁遏同时亦会导致局部津液凝滞,痰涎遂生,痰瘀交阻于目中日久,则导致其眼球坚硬如石,眼部经脉气血瘀阻,不通则痛,所以疼痛难忍。气血瘀阻逆乱,遂使胃气上逆而出现"发作时恶心呕吐"之症。眼部气血不通、经脉失用,故致其视物模糊也。头晕、头痛皆乃肝郁化火,肝火循经上逆,窜扰头目之征也,而"情绪急躁,性情易怒,少寐多梦,口干口苦,大便干,小便短赤"皆患者肝火内盛之象。是故本案患者证属"肝郁化火,水湿内停",治当以"疏肝解郁,利水化湿"为法,故拟清肝泻火、清利湿热的龙胆泻肝汤与利水渗湿的五苓散相合而加减以治之,辅以心理治疗,故能收到较好的治疗效果。

二、眼部异物感

案例

顾某；　性别:女；　年龄:56岁；　职业:退休

【**主诉**】眼睛有异物感近半年。

【现病史】患者眼睛干涩难忍,自觉有异物感,畏光流泪,干痒难耐,近半年加重,昼夜不休。细究其因,患者育有一子,现年 25 岁,不愿找工作,闲在家里打游戏。患者情绪低落,少寐多梦,早醒难眠,手足心热,风吹头痛,食少纳差,面色萎黄,华发早白,神疲乏力,兴趣减退。

【婚育史】已婚,育一子。

【体征】舌淡苔黄,脉细弦。

【西医相关检查】未见明显异常。

【诊断】眼部异物感。

【辨证施治】

1. **辨证分型**　肝郁化火,肾阴不足。

2. **治疗原则**　疏肝清火,滋补肾阴。

3. **处方**　杞菊地黄丸合逍遥散加减。

茯苓 20g,酒萸肉 20g,熟地黄 20g,牡丹皮 15g,炒酸枣仁 12g,丹参 15g,合欢皮 20g,甘草 10g,枸杞子 15g,菊花 15g,麦冬 12g,山药 20g,酒女贞子 15g,墨旱莲 10g,石菖蒲 12g,制远志 12g,焦六神曲 15g,玉竹 15g,当归 20g,炒苍术 20g,炒麦芽 30g,萹蓄 15g

每剂 2 日,每日 3 次,每次 150mL,水煎服。

【心理疗法】①家庭疗法;②认知疗法;③音乐疗法。

【西药治疗】黛力新。

【按语】本案患者因家中独子年已 25 岁仍不愿外出工作,赋闲在家玩游戏而苦恼不已,心情郁闷。从中医角度来看,乃"所愿不遂,所欲不能",从而导致肝气怫郁;"肝体阴而用阳",患者乃退休颐养天年之龄,肝肾已亏,精血已虚,肝体失养而致使肝气郁遏更加加重;肝开窍于目,五脏六腑之精血皆上注于目,肝血不足,不能正常滋养眼窍,从而导致患者出现"眼睛干涩难忍,自觉有异物感,畏光流泪,干痒难耐"等症;而肝气不疏,血虚不能荣养心神,又会导致心神不安,从而导致患者出现"情绪低落,少寐多梦,早醒难眠"等症;肝肾精血不足,虚热内生,从而导致手足心热,精血不足,虚风内生,故患者风吹头痛;肝病及脾则脾气受损,故患者食少纳差;脾虚则气血生化不足,加之本就精血不足,故患者出现面色萎黄、头发花白、神疲乏力等症。综上所述之临床表现,结合患者舌淡苔黄、脉细弦之舌、脉象,可判断患者当属肝郁化火,肾阴不足之证,治当疏肝清火、滋补肾阴,故以滋补肝肾、养肝明目的杞菊地黄丸结合养血疏肝健脾的逍遥丸,辅以养血柔肝、安神健脾的炒酸枣仁、丹参、合欢皮、酒女贞子、墨旱莲、石菖蒲、制远志、焦六神曲、玉竹、炒苍术、炒麦芽、萹蓄以治之,再结合心理治疗,故收到良效。

三、癔病性耳聋

案例

常某;　性别:女;　年龄:47 岁;　职业:打工

【主诉】耳聋半年。

【现病史】2 年前因患乳腺癌,术后化疗 8 次,华发早白,神疲乏力,少寐多梦,早醒易惊,焦虑不安,近半年开始出现耳鸣不适,渐渐发展为听力下降,现右耳完全失聪。

【婚育史】已婚,育有一子。

【体征】舌红苔黄,脉弦细。

【西医相关检查】2023 年 10 月 3 日某医院 B 超:子宫内膜 0.5cm,左侧卵巢 2.0cm×2.4cm,右侧卵巢 2.0cm×2.8cm。

提示:①子宫内膜回声不均;②子宫后壁稍低回声;性质待查(腺肌瘤);③子宫肌瘤(壁间)。

【诊断】耳聋。

【辨证施治】

1. 辨证分型 肝郁气滞,肝肾亏虚。

2. 治疗原则 疏肝理气,补益肝肾。

3. 处方 六味地黄丸合左归丸、四逆散加减。

焦山楂 20g,木香 15g,当归 20g,枸杞子 15g,桑椹 15g,炒酸枣仁 12g,天麻 12g,香附 15g,盐续断 15g,甘草 10g,陈皮 15g,法半夏 12g,熟地黄 15g,薏苡仁 20g,炒柴胡 10g,党参 20g,桑寄生 15g,连翘 15g,炙黄芪 30g,莲子 15g,苍术 20g,白术 20g。

每剂 2 日,每日 3 次,每次 150mL,水煎服。

【心理疗法】①支持疗法;②音乐疗法;③气功疗法。

【西药治疗】无。

【按语】本案患者 2 年前因患乳腺癌,术后化疗,逐渐出现华发早白、神疲乏力、少寐多梦、早醒易惊、焦虑不安等症,近半年开始出现耳鸣不适,渐渐发展为听力下降,现右耳完全失聪。从中医角度来看,患者年届"七七"之龄,肝肾虚弱,精血亏虚,加之个性较固执倔强,遂导致肝气渐郁,气血失和;加之先天禀赋异常,使得乳腺局部气血津凝,形成乳腺癌症,虽经西医手术切除,但一则伤耗元气,二则并未改变其肝郁之体,由于肝血不足,不能荣养华发,遂致华发早白,精血不足,肝肾亏虚,故神疲乏力。心神失养则少寐多梦、早醒易惊、焦虑不安;肾开窍于耳,肾精不充不能上养耳窍,加之身体气血失和、局部经脉气血运行不畅,故出现耳鸣耳聋之症。是故该患者所患当属肝郁气滞、肝肾亏虚之证也,治当疏肝理气、补益肝肾,故选用滋补肝肾的六味地黄丸、左归丸与透邪散郁、疏肝理脾的四逆散相合,辅以具醒脾消食、疏肝理气、养血安神、补益肝肾、益气健脾、燥湿化痰、散结开窍等功效的焦山楂、木香、当归、桑椹、炒酸枣仁、天麻、香附、盐续断、陈皮、法半夏、薏苡仁、党参、桑寄生、连翘、炙黄芪、莲子、苍术、白术,再结合心理治疗,故收到良效。

四、梅尼埃病

案例一

罗某；　性别:女；　年龄:47 岁；　职业:个体

【**主诉**】四肢颤抖伴焦虑 2 年余。

【**现病史**】患者自述 2 年前因疫情压货 60 万元后出现四肢颤抖、焦虑不安,严重时恶心欲呕、心悸汗出,至医院行相关检查未见器质性病变,院外间断口服"尼麦角林片、甲钴胺片、谷维素"等治疗,症状好转不明显,为求中医治疗,故 2021 年 2 月 17 日于昆明市圣爱中医馆就诊。患者平素月经量可,周期规律,时夹血块,无痛经,末次月经(LMP)2021 年 1 月 28 日,生育情况 2-0-1-2。

刻下症:四肢颤抖,焦虑不安,坐卧不安,严重时恶心欲呕、心悸汗出,时感头晕目眩,少寐多梦,眠浅易醒,纳呆,大便时干时稀,小便调。

【**婚育史**】已婚。

【**体征**】舌淡红,苔薄白,脉弦细。

【**西医相关检查**】未见明显异常。

【**诊断**】梅尼埃病(郁证)。

【辨证施治】

1. 辨证分型 肝郁脾虚,心失所养。

2. 治疗原则 解郁安神,健脾理气。

3. 处方 无忧汤加减。

炒酸枣仁 20g,大枣 30g,丹参 30g,合欢皮 20g,石菖蒲 15g,远志 20g,五味子 10g,炒柴胡 15g,香附 15g,天麻 12g,莲子 20g,阿胶 6g,炒谷芽 30g,炒麦芽 30g,炒苍术 20g,陈皮 15g,炙黄芪 30g,生甘草 6g,党参 20g,藿香 15g,白术 15g,法半夏 12g,熟地黄 15g。

每剂 2 日,每日 3 次,每次 150mL,水煎服。

【心理疗法】①家庭疗法;②认知疗法;③音乐疗法。

【西药治疗】无。

【按语】梅尼埃病是一种特发性膜迷路积水的内耳病,表现为反复发作的旋转性眩晕,波动性感音神经性听力缺失,耳鸣和(或)耳胀满感。从患者的临床表现特点来看,应被诊断为梅尼埃病。从中医角度来看,患者起病与精神刺激有密切关系。因担忧生意,患者暗耗心血、郁遏肝气,日久致气血亏耗、脾气虚弱。《素问·至真要大论》有云:"诸风掉眩,皆属于肝。"肝血失养,虚风上扰头目,故时感头晕目眩;肝主一身之筋,肝血不足,虚风内动,故见四肢出现颤抖之症;血虚失养,心神不安,故见焦虑不安,坐卧不安,少寐多梦,眠浅易醒;心气不足,故见心悸汗出;脾气虚弱,故见大便时干时稀,纳呆。由上所析,结合患者之舌淡红、苔薄白、脉弦细的舌、脉象,可知患者中医之证乃肝郁脾虚,心失所养也,治当解郁安神、健脾理气,故拟以解郁安神、健脾理气的经验方无忧汤治之。无忧汤一方含有大量解郁安神的中药,如合欢皮、远志、五味子、炒柴胡、香附、酸枣仁、莲子等,亦有众多具有健脾消食理气之功的中药,如炒谷芽、炒麦芽、炒苍术、陈皮、炙黄芪、生甘草、党参、藿香、白术、法半夏等,再配合心理治疗,故收到良好的治疗效果。

案例二

王某；　性别:男；　年龄:56 岁；　职业:个体

【**主诉**】四肢颤抖 5 年余。

【**现病史**】患者因 2016 年投资失败后出现四肢颤抖,静止时明显,并伴头晕健忘、腰膝酸软,于某西医医院诊断为帕金森病可能,间断服用药物治疗(具体不详),症状控制不佳,遂自行停药,并于多个中医院门诊开中药治疗,停药后症状反复,症状时轻时重,迁延至今,2021 年 6 月 13 日至昆明圣爱中医馆就诊。

刻下症:四肢颤抖,时发时止,腰膝酸软,时头晕,健忘,行动迟缓,面部表情无明显呆板,时心悸汗出,多思多虑,眠差,眠浅易醒,饮食尚可,二便尚可。

【**婚育史**】已婚。

【**体征**】舌质红少苔,脉弦细。

【**西医相关检查**】未见明显异常。

【**诊断**】梅尼埃病(颤证)。

【**辨证施治**】

1. **辨证分型**　肝肾阴亏,虚风上扰。

2. **治疗原则**　补益肝肾,宁神定颤。

3. **处方**　知柏地黄汤加味合二至丸。

黄柏 10g,牡丹皮 15g,山药 20g,酒萸肉 15g,枸杞子 15g,盐泽泻 15g,茯苓 20g,盐知母 15g,麦冬 12g,熟地黄 15g,女贞子 15g,墨旱莲 10g,炒柴胡 15g,香附 15g,续断 15g,菟丝子 20g,阿胶 8g,龟甲 15g,炒酸枣仁 15g,天麻 10g,莲子 20g,炙甘草 6g。

每剂 2 日,每日 3 次,每次 150mL,水煎服。

【心理疗法】①音乐疗法;②松弛疗法。

【西药治疗】无。

【按语】从中医角度来看,患者病情当与肝有密切关系。《素问·至真要大论》云:"诸风掉眩,皆属于肝。"肝又主一身之筋,四肢颤抖无非肝风所致也。分析患者病因可知,患者因投资失败后而病,足见其发病应与所愿不遂、情志不畅、抑郁寡欢有关。肝主疏泄,情志不畅可致患者肝失疏泄。《素问·阴阳应象大论》中有云:"年四十而阴气自半也。"患者年已逾五旬,肝肾之阴已渐亏虚,中年以后突逢人生打击,犹如雪上加霜,故肝体失养而致肝气失疏泄更甚也,所以患者以四肢颤抖为主症,同时伴有肝肾阴亏所致头晕健忘、腰膝酸软等症。心肾阴亏则神失所养,故见心悸汗出、多思多虑、睡眠质量差等症。综合上述情况及患者舌质红少苔、脉弦细的舌、脉象来分析,患者当属肝肾阴亏、虚风上扰之证,治当补益肝肾、宁神定颤,故选用具有补益肝肾之功的知柏地黄丸与二至丸,辅以具有宁神定颤之用的诸药,结合心理治疗,以收良效。

五、癔病性失音

案例

段某; 性别:女; 年龄:48 岁; 职业:下岗职工

【主诉】突发性失音 2 个月。

【现病史】患者于 2 个月前突然无法发声,到医院检查未见明显异常。现焦虑烦躁,彻夜不寐,形体消瘦。月经稀发,头晕目眩,心悸怔忡。其丈夫于半年前到外地开办企业,患者的孩子到省外读书,患者自己下岗在家,担心夫妻感情出现问题而忧心忡忡。

【婚育史】已婚,育一子。

【体征】舌淡苔白,脉弦。

【西医相关检查】未见明显异常。

【诊断】喉痹。

【辨证施治】

1. 辨证分型　肝郁气结。

2. 治疗原则　疏肝解郁。

3. 处方　麻辛附子细辛汤合柴胡疏肝散加减。

熟附子 10g,细辛 3g,麻黄 10g,柴胡 10g,诃子 15g,紫苏叶 15g,法半夏 12g,香附 15g,郁金 15g,薄荷 15g,川芎 15g,枳壳 15g,赤芍 15g,当归 20g,茯神 20g,甘草 10g。

每剂 2 日,每日 3 次,每次 150mL,水煎服。

【心理疗法】①家庭疗法;②认知疗法。

【西药治疗】无。

【按语】据患者上述病情来看,患者发病当与情志因素有密切关系。因患者虽以 2 个月前突然无法发声为由而寻诊治,但在综合医院检查未见明显异常,可排除器质性病变。从中医角度来看,患者因担忧夫妻感情等家中琐事,致使情怀失畅,情志失和,遂致肝气郁结。肝主疏泄,气机郁结则经脉气血不能正常输布矣,气血不能正常上达于心,则心神失养而出现彻夜不寐之症;气血不能正常濡养形体,则出现形体消瘦之症;肝气郁结,阻遏气血正常生化,则气血不足,故致月经稀发、头晕目眩、心悸怔忡等症。总之,综合患者临床表现,结合患者舌淡苔白、脉弦的舌、脉象,当判断患者为肝气郁结之证,治当疏肝解郁,故拟以具有疏肝解郁之功的柴胡疏肝散治之。然肝郁既久,气机痹阻非轻,单辛香走窜之品恐难胜其任,当合以辛热温通之品方可,故在柴胡疏肝散的基础上加上辛热温散的麻黄附子细辛汤,以增柴胡疏肝散宣散达郁之力,再配合其他疏肝解郁安神之品,以及心理治疗,从而最终收获良好的治疗效果。

六、咽喉异物感

案例

郑某; 性别:女; 年龄:27岁; 职业:自由职业

【主诉】咽喉有异物感。

【现病史】因长期不孕,焦虑不安,近期胃脘疼痛,并伴恶心,自觉咽喉有异物感,吐之不出,咽之不下,咳嗽痰多,胸胁胀满不适,喜太息,食欲不振,少寐多梦,大便溏泄。

【婚育史】已婚,未育。

【体征】舌苔白腻,脉弦滑。

【西医相关检查】2023年7月10日昆明医科大学第一附属医院性激素六项检查:抗米勒管激素(AMH)233ng/mL。抗子宫内膜抗体检查:AEA-IgG 1.717(↑)。

【诊断】咽喉异物感。

【辨证施治】

1. **辨证分型** 肝气郁滞,痰气互结。

2. **治疗原则** 行气开郁,化痰散结。

3. **处方** 半夏厚朴汤合四物汤加减。

炙黄芪30g,赤芍15g,川芎15g,当归20g,鸡血藤15g,益母草

15g,枸杞子 15g,女贞子 10g,陈皮 15g,车前子 15g,覆盆子 15g,续断 15g,阿胶 12g,苍术 20g,甘草 10g,菊花 15g,薄荷 15g,生地黄 15g,知母 10g,北柴胡 10g,玄参 15g,麦冬 12g,紫苏叶 15g,厚朴 15g,法半夏 12g。

　　每剂 2 日,每日 3 次,每次 150mL,水煎服。

　　【心理疗法】①认知疗法;②音乐疗法。

　　【西药治疗】无。

　　【按语】本案患者因咽喉有异物感前来就诊。患者长期不孕,焦虑不安,从中医角度来看,属于典型的情志因素致病。患者担忧长期不孕这件事,属于所谓"所愿不能,所欲不得",长期发展下去会导致患者肝气郁滞。肝经"夹胃,属肝,络胆",肝气不疏,胃气可为之而不畅,不通则痛,是故又致患者出现胃脘疼痛;胃气失于和降,故致患者伴见恶心之症;胃气失和,气机上逆,津液因之凝聚成痰,故致患者自觉咽喉有异物感,吐之不出,咽之不下;胃气失和、肝气郁滞还可致肺失宣降,故致肺气上逆,发为咳嗽之症;津液不能正常输布,凝聚为痰,故又可见痰多;肝经"布胸胁",肝经气机不畅,故见胸胁胀满不适、喜太息等症;肝郁侮脾,脾气虚弱,故见食欲不振、大便溏泄等症;脾虚则气血化生不足,加之肝气郁滞,心神失养失宁,故致少寐多梦。综合患者之临床表现,结合患者舌苔白腻、脉弦滑之舌、脉象,可以判断患者所患之证乃肝气郁滞、痰气互结之证也,治当行气开郁、化痰散结,故以具有行气开郁、化痰散结之功的半夏厚朴汤为主,辅以具有补养营血之功的四物汤,更加上具有健脾益气、滋阴养血安神、疏肝理气、补益肝肾等功效的炙黄芪、鸡血藤、益母草、枸杞子、女贞子、陈皮、车前子、覆盆子、续断、阿胶、苍术、甘草、菊花、薄荷、生地黄、知母、北柴胡、玄参、麦冬等物,配合心理治疗,从而收到良效。

七、舌痛

案例

马某; 性别:女; 年龄:36 岁; 职业:教师

【主诉】舌尖刺痛。

【现病史】患者舌尖痛,触碰即痛,不能进食,影响工作和生活。HPV16 型阳性,焦虑不安,育有二子,学习全部由患者一人督促。少寐多梦,早醒易惊。丈夫在监狱工作,长期不回家,对家庭、孩子缺少关爱。

【婚育史】已婚,育二子。

【体征】舌红少苔,脉细弦。

【西医相关检查】未见明显异常。

【诊断】舌痛。

【辨证施治】

1. **辨证分型** 心火亢盛,肝郁脾虚。

2. **治疗原则** 清心泻火,疏肝健脾。

3. **处方** 导赤散合丹栀逍遥丸加减。

龙胆 10g,当归 15g,炙黄芪 30g,枸杞子 15g,阿胶 10g,川芎 15g,鸡血藤 15g,茵陈 15g,甘草 10g,广藿香 15g,醋柴胡 15g,香附 15g,莲子 15g,焦山楂 20g,炒白术 20g,炒麦芽 30g,炒稻芽 30g,淡竹叶 15g,薄荷 15g,菊花 15g,连翘 15g,麦冬 12g,蒲公英 15g,黄柏 15g,车前子 15g,炒薏苡仁 20g。

每剂 2 日,每日 3 次,每次 150mL,水煎服。

【**心理疗法**】①支持疗法;②音乐疗法。

【**西药治疗**】黛力新。

【**按语**】患者以"舌尖痛,触碰即痛,不能进食,影响工作和生活"为主要症状前来就诊,西医检查未见明显异常。从中医角度来看,患者育有二子,学习全部由她一人督促,丈夫在监狱工作,长期不回家,对家庭、孩子缺少关爱,从而致使患者长期情怀抑郁,处于情志失和、紧张焦虑的状态,导致其肝气失疏,日久则肝郁化火,从五行学说的角度来讲,母病及子,即会导致心火炽盛。"舌为心之灵苗",心火上炎会导致舌尖疼痛诸症;患者肝火扰心,心火炽盛会导致心神不安,从而出现焦虑不安、少寐多梦、早醒易惊诸症;肝郁侮脾又会导致脾气虚弱,气血生化不足,从而导致心血不足,不能正常濡养心神,从而加剧心神不安所引起的各种心理方面的症状。综合患者上述临床表现,以及舌红少苔、脉细弦的舌、脉象,应当能判断得出患者之证型乃心火亢盛、肝郁脾虚之证,治之当以清心泻火、疏肝健脾为法,故拟以清心泻火之导赤散与清肝疏肝、养血健脾的丹栀逍遥丸相合,辅以炙黄芪、枸杞子、阿胶、川芎、鸡血藤、茵陈、广藿香、香附、莲子、焦山楂、炒麦芽、炒稻芽、菊花、连翘、麦冬、蒲公英、黄柏、车前子、炒薏苡仁诸品,以增强本方益气健脾、养血安神、清胃泻火、消食和胃、滋阴养肝、清利湿热等方面的功用,结合心理治疗,从而收到良好的疗效。

八、灼口综合征

案例一

马某;　性别:女;　年龄:51 岁;　职业:教师

【主诉】口腔灼烧感1年。

【现病史】患者近1年口腔反复出现灼烧感,伴有口干口苦,口中异味,严重影响工作与睡眠,心情烦躁,焦虑不安。询知其夫妻感情破裂已3年,其丈夫不愿分手,患者考虑年纪已大,孩子正读研究生,不打算离婚,只能忍气吞声,食纳不佳,彻夜不寐,大便干结。

【婚育史】已婚,育一子。

【体征】舌红少苔,脉细弦动。

【西医相关检查】未见明显异常。

【诊断】灼口综合征。

【辨证施治】

1. 辨证分型　肝郁化火,胃热阴虚,神志不安。

2. 治疗原则　清火疏肝,滋阴安神。

3. 处方　养阴清肺汤合丹栀逍遥散加减。

北沙参12g,生地黄15g,玄参15g,麦冬12g,百合20g,玉竹15g,法半夏12g,川楝子15g,郁金15g,薄荷15g,莲子15g,天麻15g,炒酸枣仁12g,柴胡10g,香附15g,当归20g,甘草10g。

每剂2日,每日3次,每次150mL,水煎服。

【心理疗法】①认知疗法;②家庭疗法;③移精变气法。

【西药治疗】无。

【按语】灼口综合征是以舌部为主要发病部位,以烧灼样疼痛为主要表现的一组综合征,常不伴有明显的临床损害体征。该患者以"口腔灼烧感1年"为主诉,现年龄为51岁,正是常见的围绝经期年龄阶段。中医认为这个时期容易出现肝肾阴虚,阴虚生内热,虚火上灼,则出现口腔烧灼感,伴有口干口苦、口中异味。因为此症状反复发作,患者不免焦虑担忧,严重影响其工作与睡眠。加之家庭关系的变化,导致患者心情抑郁不解,脾失健运,则食纳不佳;阴虚肝郁,心失所养,神志不安则彻夜不寐;阴虚导致肠道津亏,则大便干结;舌红少苔、脉细弦动为阴虚肝郁、心神不宁之征。以养阴清肺汤合丹栀逍遥散加减治疗。北沙参、生地黄、玄参、麦冬、百合、玉竹、当归滋阴降火;法半夏和胃降逆;川楝子、郁金、薄荷、柴胡、香附疏肝解郁,清泻肝热;莲子、天麻、炒酸枣仁安神定志。该患者身心失调比较明显,需配合心理疗法调理才能彰显疗效。

案例二

陈某；　性别:女；　年龄:35 岁；　职业:职员

【主诉】口周干裂,舌头麻木多年。

【现病史】口周干裂,舌头麻木,夜尿 3～4 次,耳鸣手抖,情绪改变时加重,纳可,大便不成形,平素月经规律。末次月经(LMP)2018 年 12 月 3～7 日。患者从事组织发展工作,经验不足,压力甚大,至今单身,一人独居昆明。

【婚育史】未婚。

【体征】舌淡暗,苔薄白,边有齿痕。

【西医相关检查】未见明显异常。

【诊断】灼口综合征。

【辨证施治】

1. **辨证分型**　肝郁化火,脾盛痰湿。

2. **治疗原则**　疏肝清火,健脾胜湿。

3. **处方**　丹栀逍遥散合六君子汤、酸枣仁汤加减。

大枣 15g,炒酸枣仁 12g,合欢皮 20g,炒麦芽 30g,炒谷芽 30g,

木香 15g, 党参 20g, 肉豆蔻 15g, 陈皮 15g, 法半夏 12g, 薏苡仁 30g, 苍术 20g, 白术 20g, 续断 15g, 菟丝子 15g, 熟地黄 15g, 杜仲 15g, 桑寄生 15g, 醋北柴胡 10g, 醋香附 15g, 诃子 15g, 桂枝 20g, 甘草 10g, 当归 15g, 川芎 15g。

每剂 2 日, 每日 3 次, 每次 150mL, 水煎服。

【心理疗法】 ①家庭疗法；②运动疗法；③移精变气法。

【西药治疗】 无。

【按语】 该患者以"口周干裂, 舌头麻木多年"为主诉就诊, 从患病部位来讲, 中医认为此病和脾、胃、心有密切关系。大便不成形一般为脾虚湿盛, 湿邪下注大肠所致；夜尿 3～4 次、耳鸣为肾虚之征；手抖, 情绪改变时加重, 加之患者从事组织发展工作, 经验不足, 压力甚大, 至今单身, 一人独居昆明, 表明患者有明显的情志失调；舌淡暗, 苔薄白, 边有齿痕为脾虚湿盛, 气机不畅的表现。综上, 患者主要的病机为肝郁化火, 脾虚湿盛, 津液不能正常输布、上乘。以丹栀逍遥散加六君子汤加酸枣仁汤疏肝清火, 健脾胜湿。方中以炒酸枣仁、合欢皮解郁安神, 心为君主之官, 心神宁谧则诸脏自安；大枣、炒麦芽、炒谷芽、木香、党参、肉豆蔻、陈皮、法半夏、薏苡仁、苍术、白术健脾除湿, 行气化痰, 使脾健湿去, 津液自布, 大便自实；续断、菟丝子、杜仲、桑寄生补肾气；熟地黄、当归补益精血；醋北柴胡、醋香附疏肝解郁；桂枝温阳化气, 使气化则湿化；诃子涩肠止泻；川芎行气活血, 甘草调药和中。心理治疗可用家庭疗法, 使患者获得家庭的帮助和关爱, 则有助于其缓解工作压力, 加之运动疗法, 可使气血通达, 津液得以输布, 用移精变气法转移患者精神、改变脏腑气机紊乱的状态, 心身同调则口周干裂, 舌头麻木可解。

案例三

白某；　性别:女；　年龄:60岁；　职业:农民

【主诉】口干咽干1年余。

【现病史】口渴欲饮,吞咽受影响,口腔内有灼烧感。因常年带孙子,带大孙子5年,小孙子刚满4个月,劳心劳力,常常忍气吞声,心中不悦,又无法脱手,情绪烦躁,胸胁胀痛,神疲乏力,大便稀溏。

【婚育史】已婚已育。

【体征】舌淡,脉沉细弦。

【西医相关检查】未见明显异常。

【诊断】灼口综合征。

【辨证施治】

1. 辨证分型　肝郁化火,脾虚湿盛。

2. 治疗原则　疏肝泻火,健脾渗湿。

3. 处方　丹栀逍遥丸合六君子汤加减。

石菖蒲15g,法半夏12g,玉竹15g,枸杞子15g,墨旱莲10g,熟地黄15g,炒酸枣仁12g,大枣15g,丹参15g,合欢皮15g,北沙参12g,炒麦芽30g,陈皮15g,麦冬12g,当归15g,甘草10g,莲子20g,百合20g,焦谷芽30g。

每剂2日,每日3次,每次150mL,水煎服。

【心理疗法】①家庭疗法;②支持疗法。

【西药治疗】无。

【按语】该患者以"口干咽干1年余"为主诉。中医认为燥胜则干,津液亏虚不能濡润上承,则见口干咽干。究其原因在于患者常年带孙子劳心劳力,忍气吞声,心中不悦,又无法脱手,导致肝郁化火,火热灼伤津液。情绪烦躁,胸胁胀痛,为肝郁化火之明显表现;肝郁以致脾虚,脾不散津,清阳不升,则见神疲乏力,大便稀溏,舌淡,脉沉细弦。处方丹栀逍遥丸加六君子汤治疗。玉竹、枸杞子、墨旱莲、熟地黄、大枣、丹参、北沙参、麦冬、当归、百合滋阴养血润燥;炒酸枣仁、合欢皮、百合、莲子安神解郁;石菖蒲、半夏、陈皮燥湿行气;炒麦芽、甘草、焦谷芽健脾消食。诸药合用,以疏肝泻火、健脾渗湿。除了药物治疗,还需配合心理疗法之家庭疗法和支持疗法,改善家庭关系,减缓家庭事务,以疏其情志,减轻压力,则身心逐渐恢复。

第六章

其他心身疾病

一、性与生殖功能障碍

案例

李某; 性别:女; 年龄:35 岁; 职业:职员

【主诉】近 2 个月出现阴道干涩。

【现病史】性欲减退,性交疼痛,严重影响夫妻感情和家庭关系,曾行人流术 5 次。情绪低落,少寐多梦,早醒易惊,头晕目眩,腰膝酸软,食欲不振,神疲乏力,月经量少。

【婚育史】已婚。

【体征】舌红少苔,有裂纹,脉沉细无力。

【西医相关检查】未见明显异常。

【诊断】性欲障碍,性交疼痛。

【辨证施治】

1. **辨证分型** 肝肾亏损,脾气亏虚。

2. **治疗原则** 滋补肝肾,养精益血。

3. **处方** 左归丸加减。

熟地黄 20g,龟甲胶 15g,鹿角胶 15g,枸杞子 15g,菟丝子 15g,知母 10g,肉苁蓉 15g,紫河车 15g,麦冬 12g,山茱萸 15g,山药 20g,牛膝 15g。

每剂 2 日,每日 3 次,每次 150mL,水煎服。

【心理疗法】①支持疗法;②家庭疗法。

【西药治疗】无。

【按语】《素问·上古天真论》有云:"岐伯曰:女子七岁肾气盛,齿更发长;二七而天癸至,任脉通,太冲脉盛,月事以时下,故有子;

三七,肾气平均,故真牙生而长极;四七,筋骨坚,发长极,身体盛壮;五七,阳明脉衰,面始焦,发始堕;六七,三阳脉衰于上,面皆焦,发始白;七七,任脉虚,太冲脉衰少,天癸竭,地道不通,故形坏而无子也。"元·朱丹溪在《格致余论·养老论》中提到:"人生至六十、七十以后,精血俱耗,平居无事,已有热症,何者? 目昏目眵,肌痒溺数,鼻涕牙落,涎多,寐少,足弱耳聩,健忘眩运,肠燥面垢,发脱眼花,久坐兀睡,未风先寒,食则易饥,笑则有泪,但是老境,无不有此。"本案患者年届五七之龄,肾气渐衰,天癸渐亏,加之先天禀赋异常,故使肾气所司之生殖功能提前出现衰退之候,遂致患者出现"阴道干涩""性欲减退""月经量少"等症,由于"肝肾同源""精血同源",是故患者亦同时出现"头晕目眩""腰膝酸软""神疲乏力""少寐多梦"等症。综合患者上述临床表现及其舌、脉象特点,对其辨证当属"肝肾亏虚"之证,治当以"滋补肝肾,养精益血"为法。本案中处以具有滋补肝肾、养精益血之功的左归丸,更辅以具有增强滋补肝肾、养精益血之功的肉苁蓉、紫河车、知母、麦冬诸药,使本方滋补肝肾、养精益血之作用更加明显,呈现效宏力专之特点,结合心理治疗,从而能起到针对本案患者较好的疗效。

二、性传播疾病

(一)尖锐湿疣

案例

张某;　性别:男;　年龄:48岁;　职业:工程师

【主诉】尖锐湿疣3个月。

【现病史】患者半年前有在外省冶游史。3 个月前发现包皮外缘长有灰白色丘疹,不痒不痛,患者没有在意。后其妻子亦发阳性,现其妻小阴唇有散在菜花样丘疹,均确诊为尖锐湿疣,HPV 检测为 6、11 型阳性。患者自责不已,悔恨交加,忧心忡忡,无法入睡,食少纳差,小便短赤。

【婚育史】已婚,育有一子。

【体征】舌红苔黄腻,脉细弦。

【西医相关检查】2023 年 6 月 28 日云南大学附属医院 HPV 检测:HPV6、11 型阳性(低危),醋酸白试验(阳性)。

【诊断】尖锐湿疣(千日疮,疣)。

【辨证施治】

1. 辨证分型 湿热内蕴,肝郁化火,痰瘀互结。

2. 治疗原则 清利湿热,疏肝泻火,散结清肝。

3. 处方 龙胆泻肝汤合二妙散加减。

车前子 15g,通草 15g,茵陈 15g,栀子 10g,龙胆 10g,紫草 15g,木贼 10g,薏苡仁 30g,川芎 15g,金银花 15g,当归 20g,柴胡 10g,夏枯草 15g,炒麦芽 30g,鸡内金 15g,神曲 15g,瞿麦 15g,萹蓄 10g,甘草 10g。

每剂 2 日,每日 3 次,每次 150mL,水煎服。

【心理疗法】①支持疗法;②家庭疗法。

【西药治疗】艾司唑仑。

【按语】患者因半年前不能洁身自好,发生了不正当性关系,遂致感受外界疫疠湿热之邪(即 HPV 病毒),"湿为阴邪,趋于阴位",该湿热之邪侵及阴处肌肤气血,遂与该处气血相搏结,阻遏气血,瘀聚为热,遂使该处出现灰白色丘疹样病变。因该疫疠之邪由性行为所传播,主要侵袭人之阴处,故该案中之病患又通过夫妻间性行为,将上述湿热疫疠之邪传播给其妻子,从而使其妻阴处(即小阴唇处)肌肤气血受扰而瘀聚成热,遂致出现散在菜花样丘疹改变。根据《灵枢·经脉》所云:"肝足厥阴之脉,起于大指丛毛之际,上循足跗上廉,去内踝一寸,上踝八寸,交出太阴之后,上腘内廉,循股阴,入毛中,环阴器,抵小腹,夹胃,属肝,络胆,上贯膈,布胁肋,循喉咙之后,上入颃颡,连目系,上出额,与督脉会与颠。"不难得知,患者所感受疫疠之邪侵及之经乃足厥阴肝经。由于肝主疏泄,其能通过疏泄人之气机,使人一身之气机保持疏通畅达而没有抑遏郁滞,从而使人情志活动维持在正常状态。清代魏之琇在《柳州医话》中有云:"七情之病,必由肝起。"由是可知,若人之肝气受邪,则可能会影响肝主疏泄之职,从而致使其出现情志病变。犹如本案中之患者,由于肝经受邪所侵,影响肝气疏泄之职,导致七情失和,心神失宁,而出现"忧心忡忡,无法入睡"神变之症。既然该病乃由湿热疫疠之邪侵及肝经所致,故治之大法理当清利湿热、疏肝泻火、散结清肝,故选用具有较强的清利肝经湿热、疏肝清肝泻火之功的龙胆泻肝汤为主方,辅以增强清理下焦湿热之功的二妙散加减,结合心理治疗而治之,遂使本案病例之病症得以治愈。

(二)生殖器疱疹

案例

赵某;性别:女;年龄:37岁;职业:银行职员

【主诉】外阴生殖器疱疹5年。

【现病史】5年前无意发现小阴唇瘙痒疼痛,可触及一半丘疹,在某医院查见红色粟样水疱,外用阿昔洛韦乳膏7天痊愈,其后每2个月发作一次,患者痛苦不堪。患者离异后曾与3名男子有感情史,并育有一女一男,现华发早白,耳鸣心悸,少寐易惊,情绪低落,形体消瘦,注射干扰素2个月,仍有复发。

【婚育史】离异,育有一女一男。

【体征】舌红苔黄,脉细弦数。

【西医相关检查】2023年6月5日云南省第一人民医院疱疹病毒定性分型化验:单纯疱疹病毒Ⅱ型抗体(阳性)。

【诊断】生殖器疱疹。

【辨证施治】

1. 辨证分型　湿热下注,肝郁脾虚,心神不宁。

2. 治疗原则　清热利湿,疏肝健脾,养心安神。

3. 处方　丹栀逍遥丸合龙胆泻肝汤加减。

龙胆10g,泽泻10g,车前子15g,黄柏15g,柴胡10g,香附15g,郁金15g,当归20g,百合20g,莲子15g,炒酸枣仁12g,紫草15g,瞿麦15g,萹蓄15g,白术20g,苍术20g,山药20g,陈皮15g,法半夏12g,炙黄芪30g,甘草10g,牡丹皮10g,生栀子15g。

每剂2日,每日3次,每次150mL,水煎服。

【心理疗法】①音乐疗法;②认知疗法。

【西药治疗】黛力新。

【按语】本案患者以外阴生殖器疱疹为主诉求治,西医诊断比较明确,乃由于疱疹病毒Ⅱ型感染所致一种生殖器病毒传染性性病。结合其病史来看,其离异期间曾交往3名男友,估计其患病应与性交不洁有关。《灵枢·百病始生》云:"浊湿伤下。"《素问·太阴阳明论》云:"伤于湿者,下先受之。"由此可见湿热毒邪易袭下位、阴位。从中医角度来看,疱疹病毒Ⅱ型所致之性病,具有湿毒疫邪易袭阴位之特点,从其起红色粟样疱疹的病症特点来看,此邪乃湿热毒邪相合应无疑。湿热之邪相合所侵之所乃患者阴私之处,从《灵枢·经脉》所记载来看,此与足厥阴肝经循行部位相合,当为湿热之邪侵及阴处肝经经脉气血,致使其气血壅遏所致生殖器疱疹。由于肝经气血被湿热之邪所壅遏,使患者逐渐出现肝郁的情况,肝郁日久侵犯脾土,遂可致脾气亏虚之证的出现。"脾乃后天之本,气血生化之源",脾虚则气血生化不及,不能上奉心神,遂致心神不安,从而使患者出现"心悸,少寐易惊,情绪低落"之症。由于"发乃血之余",气血不足,不能充养于发,遂致"华发早白"。肝肾精血不足,不能滋养耳窍,遂致耳鸣之症。综上所述,结合患者舌、脉象,当判断本患乃湿热下注、肝郁脾虚、心神不宁之证,治当清热利湿、疏肝健脾、养心安神,故选用具有清热疏肝健脾之功的丹栀逍遥散与具有清肝利湿之功的龙胆泻肝汤相合,辅以具有养心安神之功的百合、莲子、炒酸枣仁等药,结合心理治疗以治之,从而收到良好的治疗效果。

三、癌症

(一) 宫颈癌

案例

郭某; 性别:女; 年龄:74岁; 职业:农民

【主诉】宫颈癌。

【现病史】患者50岁离异后,无性行为。后于2021年8月13日在云南省肿瘤医院诊断出宫颈恶性肿瘤,大小约

2.9cm×2.1cm×3.8cm。由于没有经济来源,患者拒绝手术及化疗治疗。阴道血性分泌物时多时少。

【婚育史】离异。

【体征】舌淡苔白,脉弦无力。

【西医相关检查】2021 年 8 月 6 日云南省肿瘤医院腹部盆腔平扫 CT 示:腹腔内脏器形态及密度未见明显异常,未见明显占位性病变,腹腔内未见积液。肝、胆、胰、脾及双肾等脏器结构清晰,未见明显异常强化或占位。子宫形态饱满,子宫颈体明显增大,测量其大小约为 3.8cm,较正常子宫颈明显增粗。子宫颈体内密度不均,可见局部区域密度增高或减低,边界欠清晰。子宫体及双侧附件区未见明显异常,盆腔内未见积液或肿大淋巴结。

血清检查:①癌胚抗原 6.49;②胃泌素释放肽前体 97.54;③细胞角蛋白 19 片段 7.7;④铁蛋白 611.0;⑤鳞状上皮细胞癌抗原 2.4。

【诊断】宫颈癌。

【辨证施治】

1. **辨证分型** 湿热下注,肝脾不和,气血亏虚。

2. **治疗原则** 清热利湿,疏肝健脾,调补气血。

3. **处方** 龙胆泻肝汤合平胃散加减。

陈皮 15g,枸杞子 20g,酒黄芩 15g,炙黄芪 30g,党参 20g,当归 20g,炒白术 20g,肉豆蔻 15g,炒薏苡仁 20g,炒山药 20g,藿香 15g,大枣 20g,桂枝 20g,龙胆 10g,炒苍术 20g,甘草 10g,木香 15g,车前子 15g,重楼 10g,柴胡 10g,香附 15g。

每剂 2 日,每日 3 次,每次 150mL,水煎服。

【心理疗法】①支持疗法;②移精变气法。

【西药治疗】无。

【按语】本案患者从西医角度来看已被确诊为宫颈癌,且病情严重,《素问·阴阳应象大论》有云:"年四十,而阴气自半,起居衰矣。"《素问·上古天真论》又云:"肾者主水,受五脏六腑之精而藏之,故五脏盛,乃能泻。"从中医角度来看,患者年逾七旬,肝肾精血衰惫,由此推断,此年高之人,肝肾必亏,而肾主生殖、肾主水。《素问遗篇·刺法论》有云:"正气存内,邪不可干。"患者肾气亏虚,则精气不归正化,水反化为湿,湿者趋下,滞于宫户(即宫颈),而此处又属肝经循行之部位,湿热之邪瘀遏局部经脉气血,瘀久化热,变为湿热,壅遏气血,遂致肿瘤出现。由于肝主疏泄气机,湿热瘀阻气血则反致肝气郁滞,肝郁乘犯脾土,日久则脾气亏虚,"脾为后天之本,气血生化之源",脾虚日久则必气血亏虚,气血亏虚则不能充养先天之本,使得肾气更加亏虚,从而使其病情进一步恶化。是故结合本案病例之舌、脉象,当辨之为湿热下注、肝脾不和、气血亏虚证,治当清热利湿、疏肝健脾、调补气血。针对该病患,拟定具清利肝经湿热之功的龙胆泻肝汤与具燥湿理气运脾之功的平胃散相合而用,再辅以能调补气血的黄芪、党参、山药、枸杞子、桂枝等中药及具有清热解毒抗肿瘤之功的重楼等中药,可使该患者之病情进展得以遏制,结合心理治疗疏理肝气,可促进患者病情向愈。

(二)胸腺恶性肿瘤

案例

言某;　性别:女;　年龄:53 岁;　职业:银行职员

【主诉】胸腺瘤术后 4 年余, 化疗后 3 个月余。

【现病史】患者于 2020 年被诊断为胸腺瘤, 行"胸腺切除术", 未进行化疗。2023 年病情加重, 转移到胸膜、膈肌, 先后进行 4 次化疗。化疗后于 2023 年 10 月被诊断为重症肌无力, 于华西医院诊治后出院。半个月前右手手背变白, 进展迅速, 诊断为白癜风。现情绪焦虑, 少寐多梦, 早醒易惊, 食少纳差, 心慌, 潮热盗汗。

患者丈夫于水电站工作, 久不归家, 爱打麻将, 患者一人必须承担起家务和抚养孩子的事情, 生病后缺乏关爱。

【婚育史】已婚已育。

【体征】舌淡暗, 苔薄白, 脉细弦。

【西医相关检查】2023 年 10 月 20 日于华西医院诊断为①难治性重症肌无力(危象前期);②胸腺恶性肿瘤术后化疗后;③甲状腺结节;④肝功能不全;⑤心肌损害;⑥肺部转移瘤?⑦胸腺恶性肿瘤术后复发;⑧肺部感染;⑨轻度蛋白质营养不良;⑩糖耐量异常;⑪失眠。

【诊断】胸腺恶性肿瘤。

【辨证施治】

1. 辨证分型 肝郁脾虚, 心血亏虚。

2. 治疗原则 疏肝健脾, 养血安神。

3. 处方 逍遥丸合补中益气汤加减。

炒酸枣仁 12g, 大枣 15g, 丹参 15g, 茯苓 20g, 合欢皮 20g, 麸炒白术 20g, 陈皮 15g, 党参 20g, 木香 15g, 麸炒薏苡仁 30g, 炒麦芽 30g, 肉豆蔻 15g, 麸炒苍术 20g, 法半夏 12g, 醋北柴胡 10g, 醋香附 15g, 炙黄芪 30g, 枸杞子 15g, 升麻 15g, 炒鸡内金 15g, 焦麦芽 30g,

广藿香 15g。

每剂 2 日,每日 3 次,每次 150mL,水煎服。

【心理疗法】①家庭疗法;②支持疗法。

【西药治疗】醋酸泼尼松片 20mg,口服,每日 1 次。

【按语】本例患者已被确诊为胸腺瘤,且已进行手术及化疗治疗。胸腺瘤是发生于胸腺的肿瘤,多见于成人,位于前上纵隔。胸腺瘤复发和局部转移的倾向很大,可引起胸骨后疼痛、气紧、膈肌麻痹、声音嘶哑、上腔静脉阻塞综合征等表现,少数患者伴有免疫、内分泌或血液方面的异常,如重症肌无力等并发症。本案患者患此恶疾之后,虽已切除并经化疗,但却效果不彰,同时合并有难治性重症肌无力、白癜风等严重疾病。从中医角度来看,患者由于担心病情,加之缺少家庭支持与关爱,以及手术、化疗损伤元气,已出现肝气失和、脾气受损、气血亏虚、心神失养之征,如情绪焦虑、少寐多梦、早醒易惊、食少纳差、心慌、潮热盗汗等症;同时由于脾气亏虚,不能正常化生水谷精微以滋养所主之肌肉,导致肌肉萎缩无力;气血不足、肝气瘀滞,肌肤失却气血的正常濡养,从而导致右手手背皮肤发白且进展迅速的白癜风之征;再从其舌淡暗、苔薄白、脉细弦的舌、脉象来看,亦表明其当为此证。治之大法,当以疏肝健脾、养血安神为主,故遣以具有养血疏肝健脾之功的逍遥丸与具有补中益气、升阳举陷之功的补中益气汤相合而治之,同时辅以具有养血安神之功的酸枣仁,以及促进脾胃运化的薏苡仁、鸡内金、麦芽、肉豆蔻、苍术、半夏等品,使全方达疏肝健脾、养血安神之功,辅以心理治疗,故能收到良好的治疗效果。

四、慢性疼痛

案例一

钱某； 性别:女； 年龄:53 岁； 职业:公务员

【主诉】全身肌肉肩背疼痛半年。

【现病史】全身作痛,入夜尤甚,痛不可忍,服用双氯苯氨乙酸钠胶囊,方可缓解。绝经 3 年。少寐多梦,早醒易惊,2023 年 5 月因感染新型冠状病毒而发热,情绪焦虑,思虑过度,提前退休,原为县政府公职人员。

【婚育史】已婚。

【体征】舌淡苔白,脉浮。

【西医相关检查】2023 年 6 月 30 日楚雄市第一人民医院颈椎 MRI 示:颈椎退变,各椎间盘变形,C5 ~ C6、C6 ~ C7 椎间盘突出,硬膜囊受压,椎管未见狭窄;C5 ~ C6 椎体相对缘终极骨软骨炎。

【诊断】慢性疼痛。

【辨证施治】

1. 辨证分型　肝郁血瘀,风寒阻滞。

2. 治疗原则　疏肝活血,祛风散寒。

3. 处方　独活寄生汤合四逆散加减。

红花 10g,益母草 15g,当归 20g,川芎 15g,赤芍 20g,炒苍术 20g,桃仁 10g,甘草 10g,鸡血藤 15g,熟地黄 20g,阿胶 12g,羌活 15g,威灵仙 15g,海风藤 15g,炒麦芽 30g,桂枝 20g,炒稻芽 30g,炒白术 20g,葛根 12g,醋延胡索 15g,秦艽 15g,牛膝 15g,伸筋草 15g,

通草 10g,甘草 10g。

　　每剂 2 日,每日 3 次,每次 150mL,水煎服。

　　【心理疗法】①认知疗法;②支持疗法。

　　【西药治疗】无。

　　【按语】慢性疼痛是一种常见的慢性病,可能由组织损伤、慢性疾病、心理因素等多种原因导致。患者表现为一种急性疾病或一次损伤所引起的疼痛持续超过正常所需的治愈时间,或疼痛缓解后间隔数月或数年,复发或反复发作,通常表现为超过 3 个月以上持续性或间歇性疼痛,常伴有焦虑、抑郁、失眠、功能障碍等。该患者以"全身肌肉肩背疼痛半年"为主诉前来就诊。其颈椎 MRI:颈椎退行性改变,各椎间盘变形,C5 ~ C6、C6 ~ C7 椎间盘突出,硬膜囊受压,椎管未见狭窄,C5 ~ C6 椎体相对缘终极骨软骨炎。同时,患者伴见全身作痛,入夜尤甚,痛不可忍,服用双氯苯氨乙酸钠胶囊方可缓解,见少寐多梦、早醒易惊、情绪焦虑、思虑过度等症。该患者从西医角度诊断即为颈椎病所致之慢性疼痛,从中医角度来看,肾主骨生髓,颈椎等诸椎体皆属于肾与骨,其退行性病变诸症其实是肾气亏虚、肾精匮乏之象;由于"肝肾同源""精血同源",肾精亏虚可逐渐累及肝血,导致肝血不足,不能正常濡养心神,即可见到少寐多梦、早醒易惊;肝体失养可致肝用失和,即肝失疏泄,从而导致情绪焦虑、思虑过度等症;肝主一身之筋,肝血不足,不能正常濡养经筋,加之外感风寒之邪,遂致气血不荣而致痛的症状出现,即全身肌肉疼痛也,因乃由血虚所致;病在阴分,故入夜痛甚,结合患者之舌淡苔白、脉浮的舌、脉象,即可诊断其所患乃肝郁血瘀、风寒阻滞之证。治当疏肝活血、祛风散寒,故拟具祛风湿止痹痛、补肝肾益气血之功的独活寄生汤,配合具透邪解郁、疏肝理脾之功的四逆散,加上海风藤、延胡索、伸筋草、通草等祛风湿、通络止痛之品,配合心理治疗,故收获较好疗效。

案例二

陈某; 性别:女; 年龄:52 岁; 职业:打工

【主诉】腰及下肢疼痛,伴失眠。

【现病史】患者从丽江来昆明帮女儿带孩子,此后全身疼痛,难以行动,彻夜不眠,情绪低落,面部色斑。丈夫长期在外打工,甚少回家。患者形体消瘦,食纳不佳,少寐多梦。

【婚育史】已婚,育有二子。

【体征】舌淡苔白,脉弦细。

【西医相关检查】未见明显异常。

【诊断】慢性疼痛。

【辨证施治】

1. **辨证分型** 脾胃气虚,肝肾不足。

2. **治疗原则** 益气健脾,补益肝肾。

3. **处方** 六君子汤合独活寄生汤加减。

白术 20g,杜仲 15g,党参 20g,茯苓 20g,木香 15g,薏苡仁 30g,肉豆蔻 15g,苍术 15g,法半夏 12g,桂枝 20g,炒麦芽 30g,炒稻芽 30g,杜仲 15g,续断 15g,桑寄生 15g,牛膝 15g,菟丝子 15g,肉桂 15g,甘草 10g,巴戟天 15g,肉苁蓉 15g,延胡索 20g,焦神曲 15g。

每剂 2 日,每日 3 次,每次 150mL,水煎服。

【心理疗法】①认知疗法;②移精变气法。

【**西药治疗**】无。

【**按语**】患者因长期过度疲劳,耗气伤筋,脾胃气虚,化源不足,进一步耗伤肝肾致病。脾胃气虚,运化乏力,故见食纳不佳、形体消瘦;脾虚日久,累及肝肾,肝肾不足,故见腰及下肢疼痛,难以行动;丈夫长期在外打工,甚少回家,缺乏亲情理解与陪伴,情志不遂,故见情绪低落;气滞则血瘀,故见面部色斑;心肝阳亢,心神不宁,故见少寐多梦、彻夜不眠。治宜益气健脾、补益肝肾。方选六君子汤合独活寄生汤加减化裁。六君子汤益气健脾、燥湿化痰;独活寄生汤祛风湿、止痹痛、益肝肾、补气血。其中,党参、白术、茯苓、甘草健脾益气;苍术、法半夏、薏苡仁燥湿化痰;杜仲、牛膝、桑寄生、续断、菟丝子、巴戟天、肉苁蓉补肝肾、强筋骨;桂枝、肉桂、延胡索温经通脉、活血止痛;肉豆蔻、木香、炒麦芽、炒稻芽、焦神曲行气醒脾、消食和胃。诸药配伍,脾胃健,气血充,肝肾得养,筋骨强健,则疼痛愈。

案例三

唐某；　性别:女；　年龄:44 岁；　职业:厨师

【**主诉**】四肢游走性疼痛 8 个月余。

【**现病史**】患者双手足皮肤,游走性疼痛,伴双手麻木,手肘有紧绷感。因孩子经常生病住院,患者情绪焦虑不安,面部色斑,少寐多梦,眠浅易醒,急躁易怒,月经周期规律,纳可。究其原因,近2 年其家庭中矛盾很多,事务繁杂,患者常常心烦意乱,情绪激动。末次月经(LMP)2023 年 11 月 19 日。生育情况 2-0-2-2。

【**婚育史**】已婚。

【**体征**】舌淡胖,边有齿痕。

【**西医相关检查**】2023 年 9 月 7 日昆明市第一人民医院检查示：类风湿因子（－）抗核抗体（－），人类白细胞抗原 B_{27}（－），抗 AKA 抗体（抗角蛋白抗体）T-1。

【**诊断**】痹症。

【**辨证施治**】

1. **辨证分型** 肝脾不和，肾亏湿阻。

2. **治疗原则** 疏肝健脾，补肾祛湿。

3. **处方** 独活寄生汤合逍遥散加减。

炒麦芽 30g，炒稻芽 30g，木香 15g，党参 20g，茯苓 20g，陈皮 15g，法半夏 12g，薏苡仁 20g，炒苍术 15g，炒白术 10g，醋柴胡 10g，醋香附 15g，独活 15g，桑寄生 15g，羌活 15g，川芎 15g，杜仲 15g，牛膝 20g，秦艽 15g，威灵仙 15g，醋延胡索 15g，桂枝 20g，防风 15g，当归 15g。

每剂 2 日，每日 3 次，每次 150mL，水煎服。

【**心理疗法**】①认知疗法；②移精变气法。

【**西药治疗**】无。

【**按语**】该患者以"四肢游走性疼痛 8 个月余"为主诉就诊，西医相关检查排除类风湿关节炎和风湿免疫疾病，可诊断为"行痹"。患者除此主要症状外，还因为孩子经常生病住院，情绪焦虑不安。近 2 年其家庭中矛盾很多，事务繁杂，患者常常心烦意乱，情绪激动，急躁易怒。气血不畅，不能滋养皮肤，则现面部色斑；血不养心，则少寐多梦，眠浅易醒；患者生育较多，耗伤肝肾精血，筋骨失养，则易出现肢体疼痛、麻木紧绷感。因此诊断为肝脾不和，肾亏湿阻。以独活寄生汤加逍遥散治疗。炒麦芽、炒稻芽、木香、党参、茯苓、陈皮、法半夏、薏苡仁、炒苍术、炒白术健脾行气，除湿化痰;醋柴胡、醋香附疏肝解郁;独活、桑寄生、羌活、川芎、杜仲、牛膝、秦艽、威灵仙、醋延胡索、桂枝、防风、当归祛风通络,补肝肾,止痹痛。诸药合用,疏肝健脾,补肾祛湿。加认知疗法和移精变气法,以解心身之疾。